Breaking the Age Code

年齢の固定観念を打ち破り、
より長く健康で生きる

老化のプログラムを書き換える！

ベッカ・レヴィ 著
筒井祥博 監修　大星有美 翻訳

Breaking the Age Code

老化のプログラムを書き換える！

年齢の固定観念を打ち破り、
より長く健康で生きる

目次

11：高齢者には創造性がない。
12：高齢者はテクノロジーに疎い。
13：高齢者が健康的な行動をしても無駄である。
14：高齢者はけがから回復しない。

付録3

構造的エイジズムを終わらせるために求めること
医療におけるエイジズムを終わらせる
メンタルヘルスケアにおけるエイジズムを終わらせる
政治システムにおけるエイジズムを終わらせる
教育におけるエイジズムを終わらせる
職場におけるエイジズムを終わらせる
アンチエイジングと広告業界におけるエイジズムを終わらせる
大衆文化におけるエイジズムを終わらせる
メディアにおけるエイジズムを終わらせる

※本文中の脚注はQRコードを読み取り、Web上でお読みいただけます。
詳しくは375ページをご覧ください。

序章 アメリカと日本との間で思いついたこと

大学院の半ば、米国国立科学財団（National Science Foundation）の奨学金を得た私は、日本で1学期間を過ごす幸運に恵まれた。

日本の人たちがどのように年をとり、年をとることについて我々とは異なった考え方を持っているのかを調べることが目的だった。

当時私は、日本の人たちが世界で最も長寿であることを知っていた。[※1] 研究者たちの多くは、それが健康的な食事や遺伝的な相違によるものだとしているが、私は心理的な要因も強みとなっているのではないかと考えていた。

日本に半年ほど滞在する前に、私はフロリダ州にいる祖母のホーティを訪ねた。飛行機から降りるやいなや、祖母は私を一目見て「あなたにはビタミンが必要よ」と言った。祖母は、大学院生活と陰鬱なボストンの気候によって私が疲れ弱っていると見て、持ち帰れるだけのオレンジとグレープフルーツを買いに食料品店に行った。それが彼女のいうビタミンだったのだ。

祖母は、負けず嫌いのゴルファーで、元ニューヨーカーらしく、ウォーキング愛好家でもあったので、店内を果物売り場に向かって闊歩する彼女についていくのは至難の業だった。といっても、彼女が床につまずいて転ぶまで、のことだったが……。

あわててかけつけて彼女を起こしたが、脚は傷を負っていて、血だらけでぞっとするほどだった。

「大丈夫よ」。祖母は歯をくいしばって私を安心させるように言った。作り笑いまで浮かべて、さもなんでもないかのように。そして「(けがをさせた)お相手をみるべきよ」と冗談を言った。

その〝お相手〟は、足元に倒れていた。鋭くぎざぎざとした金属で角が補強された木箱で、その角の1つからは血が滴《したた》っていた。かごを置き、祖母が床に散らばったハンドバッグの中身を拾い集めるのを手伝った。

店から出て行く際に、祖母は店主に詰め寄った。カウンターにいた店主は祖母が転んだ音が聞こえたらしく、一瞬だけ視線を上げたが、すぐに視線をタブロイド紙に戻し、ページをぱらぱらとめくっていた。

「木箱を店の真ん中におくべきじゃないですね」と祖母は、必要ないのではと思うぐらい丁寧な態度で彼に言った。「けがをしていたかもしれないわ」

彼女のふくらはぎには血が滴っていた。

店主は祖母のほうを一瞥し、それから通路の真ん中にある木箱をじっと見つめて、「えっと、おばあさんはたぶん歩き回らないほうがいいね。年寄りがしょっちゅう転ぶのはこっちのせいじゃない。だからこっちを責めるような真似はしないでほしいね」と冷ややかに言った。

祖母は、顎が床に届くんじゃないかと思うぐらい口をあんぐりと開けて呆然としていた。私は、カウンターからタブロイド紙をかっさらってやりたい気分だったが、店主をにらみつけ、そそくさと祖母を車に乗せるのがせいぜいだった。

私は祖母の反対を押し切って病院に直行した。彼女の脚は大けがではないことがわかった。

「見た目はすごいですが、傷は浅いです」と医師は言った。

しかも健康そのものにみえますよ、と彼は付け加えた。

この件はそれで終わりかと思ったのだが、その日の午後に大きな変化が起こった。その夜、祖母は、いつもは大好きなアボカドの木の水やりを私に頼んだのだった。

翌日には、運転に自信がないから予約している美容院に連れて行って、と私に頼んできた。

祖母は、食料品店の店主のことばを思い出し、高齢者である自分の能力について、今までにはなかった疑念を感じているようだった。

幸い、私が日本に行くまでには、ホーティは「エイジズム」（訳者注：年齢に対する偏見）によって生じた気おくれから脱することができていた。

私が出発する前日の朝、祖母は私に長時間の飛行に備えて脚をストレッチするようにと、熱心に早歩きの長距離ウォーキングに誘ってきた。

ウォーキングから戻ると、彼女は20年前に祖父と一緒に日本に行った時の、お勧めレストランの手書きリストを手渡してきた。

祖母に別れを告げて東京に向かって飛び立った時、私は、ちょっとしたネガティブなことばが祖母のように強くてエネルギッシュな人にも影響を与えるとしたら、年齢についてのネガティブな固定観念によって、アメリカ人として私たちはどのような影響を受けているのだろうか？　と、思わざるを得なかった。

東京にいるご高齢のロックスターたち

東京での新しい生活が落ち着くにつれ、遠いフロリダの夕方の薄明かりの中で、アボカドの木に水やりをしている祖母ホーティに思いをはせることが多くなった。そして、100歳の寿司職人がテレビで祝福されるのが当たり前だったり、食事の席では、高齢の身内から先に料理が出されるこの国のことを、祖母はどのように思うのだろうか、と考えていた。

国民の祝日である「敬老の日」がやってきた時、私はまだ日本に滞在していた。その日、新宿公園を歩いていると、マッチョの集団とすれ違った。上半身裸の人もいれば、ピチピチのウエアの人もいた。彼らはみな70代や80代で、歩きながらポージングをしたり、ウエイトを挙げたりして、筋骨隆々の体をみせびらかしたりしていた。

この祝日には、国中で人々が高齢の家族を訪れるために帰省し、特急列車や船や車で列島を移動していた。

その日、テレビのニュースではレストランで高齢者に無料の食事を提供し、外出できない人には、子どもたちが新鮮な寿司やからっと揚がった天ぷらが詰まったお弁当を用意して配る映像が流れていた。

敬老の日は〝お年寄りに敬意を表す日〟と訳される。が、日本の人たちがこうしたことをすでに毎日のように行っていることは明らかだった。

音楽教室は、75歳で初めてエレキギターにさわってみるという高齢者であふれていた。駅の売店では、色鮮やかな漫画、あらゆる年代の読者のための人気のコミックブックが並び、そこには中高年が恋をするストーリーもあった。

日本人は、老いを恐れ、忌み嫌うべきものというよりも、むしろ楽しむもの、生きることそのものとして扱っていた。

アメリカには、それとは異なる文化の姿があった。

祖母の経験した年齢差別主義者の食料品店店主とのやりとりだけでなく、それは至る所に存在していた。例えば、〝年齢に負けない〟スキンケア製品の広告看板、まるで憎き敵を語る軍の司令官のように、しわについて話し続ける地元の形成外科の深夜の宣伝。高齢者がレストランや映画館で、小さな子どもにするような挨拶をされることなどである。

テレビ番組、おとぎ話、インターネット、どこででも、年をとるということが、あたかも、物忘れ、弱さ、衰え、を意味するもののように扱われているようにみえた。

日本にいた時、年をとることにいかに文化が影響を与えるかがはっきりとした。例えば更年期について。女性のイライラや性的な衰えなど、中年期の悩みの原因として更年期を扱う西洋の固定観念の材料ではなく、日本の文化では、人生の価値ある段階につなげることができる、自然な加齢の一部として扱い、とりたてて大騒ぎしないことがわかった。

このように、日本の人たちが、北米の人々よりも、更年期を自然な加齢の側面としてとらえ、汚名を着せることが少ないことで、どのような違いがあるのだろうか？

日本の高齢女性は、アメリカやカナダの同じ年齢の女性よりも、ホットフラッシュや、更年期のその他の症状を経験することが少ないとされる。[※2]

研究を主導した人類学者によると、文化的に〝国のロックスターのように〟扱われている日本の高齢男性は、ヨーロッパの男性よりもテストステロン値が高いそうだ。[※3] このことは、文化が加齢をどのように認識し、扱うかによって、性的年齢が異なってくることを意味している。

私は、個人の年齢観、すなわち、高齢者や年をとることについてどのように考えるか、に文化がどのくらい影響を与えるのかを考察し始めた。

そして、それとは逆に、これらの個人の観念が加齢のプロセスにどのくらい影響を及ぼすのか、にも興味を持った。

日本の人たちが持つ年齢観から、彼らの寿命がなぜ世界一長いのかを説明することができるのではないだろうか？

私は、社会心理学を学ぶために大学院に入学した。個人の考えや行動、そして健康が、社会や個人が所属し交流するグループによってどのように影響されるのかを科学する学問である。

ほとんどの心理学の研究から取り残されていた高齢者の経験に焦点を当てたかった。私の目の前にある解くべき難問は、文化のような実体のないものが、生物学のような明確なものに与える影響をどのように測定するかということだった。

年齢観が高齢者の健康に及ぼす影響

ボストンに戻り、年齢についての文化的な固定観念が、高齢者の健康と生活に与える影響を検証することに着手した。

次々と実施していった研究のなかで、加齢に対してよりポジティブな認識を持った高齢者は、よりネガティブな認識を持った高齢者よりも、身体的にも認知的にもよりよいパフォーマンスを示すことがわかった。すなわち、前者は重症な障害から回復しやすく、記憶力が優れ、歩く速度が速く、さらには、より長生きであることが明らかになった。※4

私たちが加齢に関連があると考えている認知的、生理的問題の多く、例えば、難聴や心血管疾患などもまた、社会的環境から身についた年齢観の産物であることを示すことができた。

その人の年齢観が、憂慮すべきアルツハイマー病の遺伝子型であるAPOEε4を持つ人たちが認知症を発症するのを防ぐものとして働く可能性があることも明らかにした。

本書は、年をとることを私たちがどのように考えているか、そしてその考え方が大なり小なり私たちの健康にどのように影響を与えるか、を示すものである。

よりよく年をとっていきたいと願うすべての人のための本である。

この後のページでは、ネガティブな年齢固定観念を詳細に分析していく。すなわち、それがどのように私たちの中で構築され、どのように作用し、どのように変わりうるか、という点である。

これらの固定観念は文化の中で、何百年という年月をかけて形成され、一人一人の一生を通して身についたものにもかかわらず、実はかなり脆いものである。つまり、それらは崩したり、置き換えたり、作り直せる可能性がある。

イェールの研究室で、年齢についてのポジティブな観念をわずか10分程度活性化することで、人々の記憶力や歩行、バランス、スピード、生きる意欲さえも向上させることができた。

この本の中で、プライミング、すなわち年齢についての固定観念を自覚なしに活性化することが、どのような効果をもたらすのか、私たちの固定観念の無意識的な性質はどのようなものか、年をとることについての考えをどのように強化することができるのか、を示していく。

正しいものの見方と適切な方法によって、私たちが持っている年齢観を変えることができる。しかし、この年齢観の根源のところにたどり着くためには、年齢差別的な文化が変わる必要がある。私たちはどのようにして現状に至っているのか、何が可能なのか、をよりよく理解するため、世界各国や歴史を通して、代わりとなりうる文化について考えていく。

上手に年齢を重ねている人の物語に注目し、アスリート、詩人、社会活動家、映画スター、芸術家、音楽家たちのもとを訪ね、彼らが語る過去や将来の展望をみていく。私たちの文化を変えるために何が必要かを探り、高齢者が地域社会により好ましい形で属することが、どのように集団としての健康や豊かさの向上につながる可能性があるのかを学ぶ。

私たちは今、人口動態的に岐路に立たされている。人類史上はじめて、世界で65歳以上の人が5歳未満の人の数を上回ったのである。[※5] 政治家、経済学者、ジャーナリストにはいわゆる〝シルバー・ツナミ（the silver tsunami）〟を嘆いている人たちがいるが、焦点がずれている。多くの人が高齢期を経験し、しかも、健康な状態で高齢期に至っている、という事実は、社会の偉大な功績の一つなのである。そして、老いとは何か、を考え直すためのまたとない機会でもあるのだ。

祖母ホーティが亡くなったのは、年齢差別主義者の食料品店店主と遭ってから何年も経ってからのことだが、私たち家族は集まり、彼女の平凡で素晴らしい人生を称えた。彼女は20世紀のほとんどを生き抜き、その進歩と非道さを目の当たりにしてきた。私の父を育て上げた後も、未知の恐ろしいアルツハイマー病によって次第に弱っていく祖父の介護をした後も、彼女は、全力で自身の人生をまっとうとした。80代、90代に、祖母は旅をし、ゴルフをし、友達と長時間の散歩をした。

祖母は凝った仮装パーティーを催していたし、送ってくれた手紙には、はっきりとした物言いで機知に富んだ彼女の性格がよく出ていて忘れがたい。彼女から手紙を受け取ると、まるで彼女が部屋のそこに一緒に座っているかのように感じた。

最後の10年ほどは、父と一緒に大ニュースとなっている裁判を見るために同時にテレビをつけ、電話で話していた。父は極寒のニューイングランド、祖母は日差しが強く湿度も高いフロリダにいたが、一緒に居間に座っているようだった。どの弁護士が判事の機嫌をとっているか、誰のネクタイがダサいのか、などなど。

祖母ホーティはそこにいることを忘れさせないような人だった。そのため、彼女が亡くなった後、彼女のものを整理し、それを保存するために新しい家を探した時には、彼女がいなくなったことが、こころに大きく鳴り響いた。祖母の地下室は特に、彼女が生きた人生の豊かさを物語るものだった。祖母が祖父の介護をする前のことだが、数十年ほど祖母ホーティと祖父エドは、遠く離れた土地を訪れ、土産品を集めていた。彼女の地下室は、不思議な洞窟だと思った。古いフランスの香水の瓶、イタリアやインドネシアの流れるような素晴らしいスカーフ、モロッコの繊細な小さな彫刻を施した箱などがあった。そしてそれらの中に、小さな日本風の屏風があった。パネルは障子紙でできていて、満開の桜の木が描かれていた。屏風の上に、私の名前が書かれたふせんが貼られていた。

書こうとしてデスクに向かう時、集中するのに時間がかかることがある、と私が言った時、祖母はかつてジークムント・フロイトが世界から自分を切り離し、集中力を高めるために仕切りを使っている、と私に言っていたことを思い出した。彼女が私にこの屏風を残してくれたことに感動し、初めての日本訪問時のことと彼女の転倒時のエピソードを思い返した。

私が驚きに値する発見をしたのは、祖母が亡くなってすぐのことだった。

オハイオ州オックスフォードという小さな町の住民の生活や考え方についての研究データを分析している時、住民の長寿を決める最も重要な因子は、性別、収入、社会的背景、孤独感、健康な身体の機能などの因子よりも、人々が老いをどのようにとらえ、どのように取り組んでいるかである、[※6]ということを見出したのだ。

年齢観は、私たちの人生からおおよそ8年を奪ったり増やしたりする可能性があることが判明した。

すなわち、この信念は私たちの頭の中で生きているだけではないのだ。良くも悪くも、私たちが見る番組、読むもの、笑っているジョーク、などのいずれであっても、文化的に取り込んだものから作られるこれらの心的イメージは、最終的には私たちが演ずることになる脚本となる。

この長寿についての発見に最初にたどり着いた時、祖母ホーティのことを思い、92歳で彼女が亡くなるまで私たち家族と一緒にいてくれて、私たちがどんなに幸運だったかを考えた。

私は、祖母の老いへの取り組み方は、とても幸せなものだと思った。そして、祖母と一緒にいられた年月の贈り物について、それがどこから来たものなのだろうかと考えた。祖母が、晩年の年月で自分の人生を受け入れていたから、私たちは彼女と一緒に7、8年をより長く過ごすことができたのだろうか。

もし、よりよく年をとるためのプログラム、すなわち、ある仕組みや方法があるとするならば、年齢観はその一部といえる。

私たちの人生は、どこで誰のもとから生まれるか、どのような遺伝子を受け継ぐか、どのような事故が私たちにふりかかるのか、など私たちがコントロールできない様々な多くの要因からなる産物である。

それとは別に、私たちがコントロールすることができ、老いることや高齢期の健康を改善することにつながる要因を特定することに、私は関心を持っている。それらの要因の一つが、私たちが老いについてどのように考え、ライフサイクルに対してどのような概念を持つかということである。

これらが本書のすべてである。すなわち、年をとっていくにつれて、私たち自身や私たちの周りの人についてどのように考えるか、を個人および社会として、どのように変化させることができるかであり、そしてこの変化がもたらす恩恵を享受することが目的となる。

第1章

私たちの頭の中にあるイメージ

毎年秋、イェール大学で「健康と加齢」の講義を始める際、私は学生たちに、高齢者を思い浮かべた時に最初に頭に浮かぶ5つの単語を挙げてもらうようにしている。

高齢者は、実在の人でも想像上の人でもよいとし、「考えすぎないでくださいね」とみなに言う。

「正しい答えや間違った答えはありません。どんなことでも頭に浮かんだことを書き留めてください」と伝えている。

みなさんもやってみていただきたい。高齢者を想像した時に、最初に頭に浮かんだ5つの単語やことばを書き留めてほしい。

いったん書き留めたら、書いたリストをみてもらいたい。リストの中にポジティブなものはいくつで、ネガティブなものはいくつあるか？　多くの人と同じであれば、おそらくあなたのリストには少なくともいくつかのネガティブなものが含まれているだろう。

ボストン郊外に住む79歳のバイオリン職人のロンの答えをみてみよう。「もうろくした、のろい、病気、不機嫌、頑固」である。

次の、中国に住むビユという82歳の女性の記述はどうだろうか。彼女は、年金の小切手を受け取りに、かつての職場である鉛筆工場に来ていた。彼女の答えは「賢い、京劇が大好き、孫に本を読む、よく歩く、親切」である。

　これらの2つの相容れない見方は、異なる文化圏における、それぞれの優勢な年齢観を反映している。すなわち、高齢の親族に対してどのように振る舞うか、生活スペースをどのように割り振るか、医療費の配分をどうするか、どのように地域社会を形成するかを決定する考え方である。

　これらの年齢観は、つきつめると聴力や記憶力のよさ、寿命だけでなく、高齢者が自分自身をどのように考えるか、も決める可能性がある。

　多くの人は自分が老いに対して先入観を持っていると思わないが、実は誰もが持っているものだ。しかも残念なことに、今日、世界で蔓延している文化的な年齢観のほとんどはネガティブなものである。[※1]

　そのような年齢観を調べ、それがどこから生まれ、どのように作用するかを明らかにすることは、老いをどう表現するかだけでなく、年のとり方そのものを変えるための根拠を持つことにつながるだろう。

年齢観とは何か？

年齢観は、高齢者が自分の年齢に基づいてこのように行動するだろうと予測する、あるべき姿（メンタルマップ）である。

このようなメンタルマップには、頭の中にあるイメージも含まれ、問題のある集団のメンバーに注目した時に活性化される。

私が「高齢者」という時、少なくとも50代以上の人を指すことが多いが、そもそも実際には年齢が決まっているわけではない。私たちが「年をとった」と感じるのは、積み重ねてきた年の数というよりもむしろ「高齢者割引」や、社会保障制度の適応となる、とか、定年退職を余儀なくされる、といった文化的なきっかけによることが多い。

実際、誰かが高齢期に達したことを特定できる単一の生物学的指標は存在しない。つまり、高齢期は、いささか流動的な社会的概念なのである。このことが、未来の予測と結びついた年齢観が非常に強力な理由の一つである。年齢観は私たちが晩年をどのように過ごすかを決定してしまう。

予測することは、多くの状況でかなり役に立つものだ。閉まっているドアの近くまで来たとき、前の経験に基づいて、鍵がかかっているか、かかっていないかを予測することができる。ドアの取っ手をちょっと回したら、ドアがバタンと倒れるだろうか、とか、燃え上がるだろうか、と普通は自問しなくてもいい。

私たちが、状況を素早く、視覚的に、しばしば自動的に処理することができるのは、私たちの脳のおかげであり、それによって、ドアがどのように作用するかを再学習する必要がない。それどころか、私たちはすでに知っていることや慣れたことを頼りにすることができる。私たちはこうして予測をし、予測をあてにして一日一日、世の中に対応することができている。

もちろん、年齢観は人間についての予測でドアのようではないが、同じように作用する。多くの固定観念やメンタルショートカット（直観）と同じように、年齢観は、世の中の膨大な刺激を分類し、単純化する方法として、私たちが赤ちゃんの頃から始めている自然で内的なプロセスの産物である。

しかし、それは同時に、学校教育、映画、ソーシャルメディアのような外部の社会的情報源から生まれたものであり、これらの領域で働くと「エイジズム」となる。

構造的エイジズムと暗黙的エイジズムとのつながり

固定観念化はしばしば無意識のうちに起こる。脳は私たちが意識する10秒前に意思決定を行っている。[※2]

ノーベル賞を受賞した神経科学者のエリック・カンデルは、私たちのこころの約80％は無意

識に働いていることを解明した。※3

これがドアの取っ手に手を伸ばす時であればまったく問題ないが、他者に対する印象を決め、他者について判断を下す場合には話は別である。

固定観念による判断は、周りの人たちを素早く判断するために、しばしば無意識的に使っている手段だ。しかしながら、多くの場合、これらのイメージは、見聞きしたり実際に経験したりしたことに基づくものではなく、むしろ外部の社会から無批判に吸収されたものである。

私たちのほとんどは、自分は他人についてかなり正確に考えることができると思いたがる。しかし、実際には、私たちは社会的な存在で、無意識に社会的な思い込みを持っている。それは私たちの心のとても深いところに根づいていて、通常は自分につきまとっていることに気づいていない。

これは〝暗黙の偏見〟と呼ばれている無意識のプロセスにつながる可能性があり、その影響である種の人たちに自動的に好意や嫌悪を感じるようになる。暗黙の偏見は、減らすことはもちろん、認めることすら難しい。というのも、私たちが意識的に信じていることに反していることが多いからだ。さらに複雑なことには、暗黙の偏見はしばしば「構造的な偏見」を反映している。

「構造的な偏見」とは、労働者を差別する企業や、患者を差別する病院などの社会的機関による運営方針や慣行・しきたりを指す。それは、暗黙の偏見と結びついていることが多い。組織の内部では、差別は企業の管理者や病院の医師によって自覚することなく行われているため、暗黙の了解としてとらえられる。

しかし、同時に、差別が権力を持つ側の力を増し、一方で疎外されている人からは力を奪うという点で、構造的なものといえる。

2つのタイプの偏見を調べるため、自分は普段から客観的で公平であると考えている科学者の仲間に、ある仕事に応募する男性と女性の履歴書を評価してもらうことにした。伝統的な男性的な名前、または伝統的な女性の名前を使うこと以外には、どの点でも履歴書は同じであるにもかかわらず、ほんとどのケースで、男性応募者は女性応募者と比べて採用されやすく、より高い給料を提示されやすいことがわかった。[※4]

これと似たような文化に基づく人種的偏見の例がある。典型的な〝白人〟であることを履歴書に書き添えた求職者は、書き添えなかった人よりも面接に呼ばれることが統計的に有意に多い、ということを示す研究である。[※5]

同じような構造的偏見と暗黙的偏見、すなわち、エイジズムが高齢の求職者に対しても存在する。ある研究によると、履歴書がそのほかの部分で同じである場合、雇用する側は年が若い応募者を採用する傾向があることがわかった。[※6] 高齢の労働者は通常、若い労働者よりも信頼で

き、スキルが高いことが多くの研究から示されているにもかかわらず、このような雇用のパターンは繰り返し生じている。[※7]

同様に、同じ症状、そして似通った回復状況を示す患者のケーススタディが与えられた場合、医師は高齢の患者に対し、若い患者と比べて治療を勧めることが少ない傾向がある。[※8]構造的偏見と暗黙的偏見の境界は薄く、かなり相互に入り込みやすいものである。文化に基づく構造的偏見は、私たちの考え方に浸透していて、気づかないうちに活性化されることがよくある。

結果として、私たちは皆、意識的に何を信じているかに関係なく、無意識の偏見を持っていることが複数の研究によって明らかになっている。

無意識のランニング

自己の固定観念を研究している者として、私は自分が影響を受けやすいとは思っていなかった。が、もちろん、知っていると思っていることと、実際に知っていることは違う。生活の中で、この2つの間の気まずいギャップが露呈する瞬間がある。

昨年、私は友達の一人が関わっていたチャリティーに協力するため、5キロ走った。それは肌寒い秋の日曜の朝で、ベッドの中がとても温かくて心地よかった。私は目覚まし時計のスヌーズボタンを何度も押して、結局、到着するのが遅れた。開始のピストルが鳴った時、私はなんとかゼッケンをつけ、スニーカーのひもを結んだところだった。

ポンという不快な音がして、急に膝の裏が猛烈に痛み出したのは、背の高いニレの木の群れを走り過ぎた、レース開始から約２００ヤードのところだった。私は少しよろけてうめいた。

その瞬間、あるイメージが頭の中に浮かんだ。それは、ＳＦ映画の『ルーシー（原題：LUCY)』の一場面だ。その中で、スカーレット・ヨハンソンは、密輸者にお腹に危険な薬物を埋め込まれた後、それが溶け出し脳の機能が覚醒して超人的能力を発揮する女性を演じているが、途中、身体が一瞬でキラキラした点に分解されてしまう。そんなシーンが思い浮かび、かつては信頼し頼りがいのある友だった私の体は、同じようにあっという間にばらばらになったような気がした。ただし、問題の原因は、ＳＦの実験薬ではなく、年齢だけだった。

私は足を引きずりながらゴール地点を通過した。参加することを勧めてくれた友人にひきつった笑みを浮かべながら。車を運転して帰宅した後、家の中で足を引きずりながら、中年の体が、寄る年波にあまりにも早く屈したことを嘆くしかなかった。この時点で私は、私のランニング生活があまりにも早く終末を迎えることになったと悲しく思っていた。

医師の夫が私の脚を診てくれて、筋肉が悪い具合に引っ張られたのだと言った。ちょうどその時、10代の娘が会話に入ってきた。その日の朝、彼女はノートパソコンに向かっていたのだが、私がレースに向かうためにドアからあわてて飛び出していったのを見たそうだ。

「遅刻したんでしょ?」と彼女が尋ね、私はうなずいた。「ウォームアップはした?」私は首を横に振った。遅れて着いたらウォームアップする時間などないに決まっている。彼女は笑いながら言った。「ほらね、言った通りでしょ」

私たち家族はみな走るのが好きだ。ウォームアップが筋肉を活性化し、ストレッチで伸ばすことによって、筋肉が引っ張られ過ぎて肉離れを起こさないように保護していることを知っている。もう一人の娘が、1か月ほど前に、ストレッチをしないでダッシュし、脚の肉離れを起こしていた。まさにその通りである。

私は、体が急に粉々にならなかったことに安心するのではなく、悩んでしまった。無意識に自分のけがの原因を、ウォームアップをさぼったこと以外のせいにしていた。自分の年のせいにしたのだ。年をとると体がぼろぼろになる、ということは意識的には信じていないが、頭のなかではそのように年齢と結びつけていたのだ。大学院入学以来ずっと加齢について研究してきたにもかかわらず。

そうでないことは誰よりも私が知っているはずなのに。一体何が起こったのか?

子どもの頃から周囲の文化から吸収してきたネガティブな固定観念が、年齢による衰えへの恐怖となって突然表れ、その結果、私は膝の痛みの原因を取り違えたのである。

これは、ネガティブな年齢についての固定観念の最も有害な点の一つだ。それは、他人に対する行動や判断に影響を与えるだけでなく、もしそれらが打ち消されなければ、しばしば自分自身にも影響を与え、私たちがどのように感じ行動するかに影響を及ぼす可能性がある。

私が社会心理学者としてスタートした頃、年齢に対する固定観念の先行研究は、年齢に対する考え方が、高齢者に対する子どもや若者の見方や行動にどのような影響を与えるか、という点に限られていた。年齢に対する固定観念が高齢者自身にどのような影響を与えるかという点については取り上げられていなかった。

しかし、祖母が食料品店の店主から向けられた年齢に対するネガティブな固定観念を吸収して対応しているのを見て、今後このような出来事が起こる可能性を減らし、年齢観の力をむしろ役立つように利用する方法を見出す必要がある。そしてまずは、私たちの高齢者に対する思い込みが、私たち自身の加齢の過程にどのように影響するのかを理解する必要があると確信するにいたった。

文化による年齢観はどのようにして自身の年齢観となるのか

文化に基づく年齢に対する固定観念がどのように私たちの中に入り込むのかをよりよく理解するため、私は固定観念具現化理論（ＳＥＴ）と呼ぶ枠組みを開発した。その中で、しばしば避けられない老いの結果だと誤解されている健康の悪化は実際にはネガティブな年齢観がもたらしていると提唱している。

同時に、ポジティブな年齢観は真逆の効果を発揮する、つまり、それは私たちの健康に有益であるということを提唱している。[※9]

これらの対をなす概念を基本とする私の研究は、五大陸の私たち以外の科学者たちによって行われた400を超える研究で証明されている。[※10]

ＳＥＴでは、どのように年齢についての固定観念が私たちの健康に影響を与えるかに、以下のメカニズムが関与しているとする。

それらは、次の4つだ。

1. 子ども時代に社会から内面に採り入れられ、その後、生涯にわたって続く
2. 無意識に働く

3．自分に関連したことになるにつれて力を増す
4．心理的、生物学的、行動学的な経路を通して健康に影響を与える

ではこれから、年齢観がどのようにこれらの相互に連結するメカニズムを使って私たちの中に潜り込み、私たちの人生を支配する加齢というプログラムに影響を与えるのかを示していく。

SETメカニズム1：生涯を通しての内面化

子どもたちは大人のネガティブな年齢観に染まっていないと思われがちだが、3歳の子どもでも所属する文化が持つ年齢についての固定観念を表現できるぐらいに、すでに内面に取り込んでいる。[※11] アメリカとカナダの若者を対象とした研究によると、彼らの多くは、高齢者は行動が遅く、混乱している、とみていることがわかった。[※12] 類型化する傾向はもっと早くから始まっていることがわかっている。生後4か月ほどの乳児が、年齢で顔を識別し分類しているのだ。[※13]

私たちは文化や社会から様々なネガティブな固定観念を吸収しているが、ネガティブな年齢観に関してはとりわけ影響を受けやすい。多くの人が、水が入ったボウルの中のスポンジのよ

うに、これらの考えを吸収することには理由が4つある。

1つ目の理由は、それが完全に蔓延していることにある。WHO（世界保健機関）によると、エイジズムは今現在、最も浸透していて、かつ社会的に受け入れられている偏見である。[※14]

2つ目の理由は、人種や性別についての固定観念と異なり、私たちが年齢についての固定観念に出会うのは、自分がその年齢グループに属する何十年も前のことだからである。そのため、私たちはめったにそれに対して疑問をもったり抵抗を試みたりしない。

3つ目の理由は、社会はしばしば高齢者を、生活する場所、働く場所、社交の場から隔離していることである。高齢者が隔離されていることに気づいた子どもたちは、このように社会的に分離されているのは、実際には権力者が高齢者を排除していることから生じているにもかかわらず、年齢層の間に意味のある特有な違いがあるせいだと感じることになる。[※15]

4つ目の理由は、広告やマスメディアによって高齢者についてのメッセージを浴びせられるため、これらの固定観念が生涯にわたってしばしば強化されるためである。

SETメカニズム2：無意識の操作

心理分析家のカール・ユングは「無意識は意識化されるまで、あなたの人生を方向付ける、そしてあなたはそれを運命と呼ぶだろう」と述べた。年齢についての固定観念が私たちの健康に大きな影響を与える理由は、私たちが意識しなくてもしばしば作用しているからだ。

私たちの文化に浸透している数多くの年齢差別的な表現が、私たちにどのくらい影響を与えるのかを調べるため、年齢に対する固定観念を活性化する方法として、受け取る側が意識しないようにそれらを提示することが効果的だということがわかってきた。

実験では、参加者にコンピュータのスクリーンの前に座ってもらい、速すぎて見えないか、ぼやけて見えるぐらいのスピードで点滅する単語を見せる。これによって無意識の知覚が可能となる。これらの点滅する単語は、「賢い」のようなポジティブな固定観念か、「老いぼれた」のようなネガティブなもののいずれかである。

その後、参加者は、廊下を歩くなどの様々な簡単な課題を行う。このような方法で、年齢の固定観念が、字がきれいか乱雑か、から、速く歩けるかどうかに至るまで、すべてのことに無意識のうちに影響を与えることを示した。[※16]

SETメカニズム3：年齢についての固定観念の自己関連性

ネガティブな年齢観がもたらす影響の中で最悪な点は、年をとるまではなんら打撃を与えないということだ。年をとって初めてそれが自分と関連することになるためである。25歳の時に車の鍵を置き忘れても、おそらくあまり深く考えないだろう。同じことが75歳で起こったとしたら、老化の徴候を心配するかもしれない。私たちは、それが正しくないにもかかわらず、60歳以上の人は知的に何らかの障がいを免れないという固定観念を、生涯を通じて吸収してきているからだ。この点について次の章で詳しくみていく。

自分が今、高齢者だとちょっと想像してみてほしい。

あなたは、子どもの頃、両親がその両親のことを年のせいでぼうっとしていると愚痴を言うのを聞いた。20代に入ると、この思い込みはおそらく、広告、映画、本にある加齢についての同じようなメッセージによって強化された。

中年になる頃には、他人の忘れっぽさを、年をとることと関連付けて心の中でレッテルを貼り始めた。そしてついに高齢期に入ったあなたは、何か思い出せないことがあると、いつもそれを年のせいにする。これはすなわち、大人になる過程で聞いてきた高齢者に対する固定観念を、今度は自分自身に向けて積極的に表明していることになる。

そして、結果としてこうしたことがストレスにつながり、記憶機能を低下させる可能性がある。生涯にわたりあなたの心の奥底を占めた後、年齢についての破壊的な固定観念は、晩年に大打撃をもたらす可能性があるのだ[※17]（この本の最後に示すいくつかの戦略によってその影響を打ち消さない限り）。

SETメカニズム4：年齢観が私たちに潜り込む3つの経路

年齢観が健康の転帰に影響を与える経路は3つある。心理的、行動学的、生物学的経路である。

心理的経路の例としては、ネガティブな年齢観を取り込んでしまった高齢者の自尊心の低下が挙げられる。[※18]最近、私はイギリス人の高齢のご婦人から一通の手紙を受け取った。その手紙は、「正直なところ年をとることを恥ずかしく思っています。なぜかと言いますと、社会が私に、年をとることは恥ずべきことだと言っているからです」ということばから始まっている。

行動学的経路は、高齢者がネガティブな年齢観を取り込んで、晩年の健康の衰えは避けられない、という宿命論的な態度を強める。そうなると、高齢者が健康的な行動をとることが少なくなるだろう。この厳しい否定的な認識からすれば、健康的な行動は意味がないものになるからだ。私たちのチームは、ネガティブな年齢観を持つ高齢者は、薬を処方してもらうことが少なく、運動量も少ないことを明らかにした。[※19]

この状況は、自己完結型の予言となりうる。つまり、ネガティブな年齢観によって、健康を悪化させる不健康な行動をとるようになり、その結果、もともとのネガティブな年齢観が強化されてしまうのだ。

3つ目は生物学的経路である。

私たちは、コルチゾールホルモンやC反応性蛋白質（CRP）という血中物質を含むストレスの生物学的マーカーがネガティブな年齢観によって増加することを発見した。[※20] 繰り返されるストレスバイオマーカーの急上昇は、時を経て、寿命を短くする可能性がある。[※21]

以上の通り、三つ巴の不運が起こる。こうして、ネガティブな年齢観は文化から私たちの健康に浸透し、寿命を縮め、幸福感を低下させる。

嫌な気分になるのはわかるが、これが現実だ。しかし、これらの身体的な症状は避けることができる。ネガティブな年齢観は、抗《あらが》って逆のものに変えることができるし、そうすることで心理的、行動学的、生物学的に好ましい結果につながる。

ターゲットにする側からされる側になること：年齢についての固定観念の毒性

年齢についての固定観念が、私たちの行動の仕方や感じ方に大きな影響を与える可能性があることは、受け入れがたいことかもしれない。しかし、これは年齢観に限ったことではない。自分に関連する他の種類の固定観念も影響を及ぼすことがある。

例えば、試験前に人口統計学的アンケートで人種が問われると、黒人の受験者の成績は、白人の受験者よりも悪くなる傾向があることが、研究で示されている。[※22] 人口統計学的アンケートが省略されると、両者の得点に有意差は示されなかった。人種と知的能力とを結びつける固定観念があまりに強いため、人種を問われるだけでその固定観念が受験者に影響を与えてしまったのである。

女性参加者たちが、ジェンダー（男らしさ女らしさ）の固定観念を演出している実際のテレビコマーシャルを見せられると、そのコマーシャルはリーダーシップとまったく関係がないにもかかわらず、続く実験課題でリーダーシップを発揮するのを避けることが多い、という報告をした研究もある。[※23]

あるコマーシャルでは、若い女性が美容関連の新商品をもらって嬉しさのあまりベッドの上でとび跳ねる姿を見せていた。あるグループについてのたった一つの固定観念、この例でいうと、女性は外見を重視するという固定観念が、女性はよいリーダーにはなれない、などという他の多くの固定観念や、関連した固定観念の扉を大きく開いてしまう可能性がある。

また、コマーシャルに頻繁に登場する年齢についての固定観念は、人種やジェンダーとは違う作用をする。年齢の固定観念は、晩年になるまでは自分とは関連がないからだ。

このプロセスは、高齢者も、高齢になる前にはターゲットにされる側でなく、高齢者を固定観念から見るという意味で、ターゲットにする側だったという事実によってさらに複雑になる。彼らはこれらの固定観念について自ら疑問に思ったり、抵抗したりする必要がなかったのだ。

そのため、いざ高齢になっても、新たな属性である高齢者ではなく、若い人と自分自身を同一視していることがよくある。[※24]

年齢観は、悲観的思考や楽観的思考とは別のものだということも注意すべき重要な点である。ポジティブな年齢観が、ポジティブ思考の一面にすぎず、ネガティブな年齢観はネガティブ思考の一種というふうに考えるかもしれない。しかし、私の研究では、幸せや憂鬱のような一般的な感情以上に、年齢観は、どのくらいしっかりと情報を記憶できるか、どのくらい速く1ブロックを歩けるか、などの結果を左右することがわかっている。[※25] すなわち、いわゆる、グラスが半分も満たされていると考える人か、半分しか満たされていないと考える人なのか、といった感情的なものの見方以上に、年齢観が、私たちの健康を害したり向上させたりするのである。

ポジティブな年齢観を持つ2000歳の老人

人種、性別、民族、あるいは年齢、いずれの集団に基づくものかにかかわらず、集団についての思い込みに関する研究は、その多くが、ネガティブな考え方に焦点を当てて行われてきた。これに対して私は、ポジティブな思いが持つ潜在的な効果について長いこと興味を持ってきた。

『ディック・ヴァン・ダイク・ショー（The Dick Van Dyke Show）』のクリエーターで、スティーヴ・マーティンの人気映画『ザ・ジャーク（邦題：天国から落ちた男、原題：The Jerk）』の監督である映画製作者のカール・ライナー、『ヤング・フランケンシュタイン（原題：Young Frankenstein）』や『プロデューサーズ（原題：The Producers）』の脚本家・監督であるメル・ブルックスを例にとってみよう。

ライナーは、生涯の友人で95歳（訳者注：原書刊行時）のブルックスを残して、98歳で亡くなった。

二人とも年をとるにつれてポジティブな年齢観を体現し、男性の平均寿命を少なくとも15年は超えた。

彼らは90代にきわめて精力的に作品を作り続け、ライナーは5冊の本を書き、ブルックスは俳優、脚本家、製作者を続けた。そして、彼らはとても幸せでもあった。彼らの友情は数十年にわたり、より親密なものとなっていった。ライナーが亡くなるまで、二人はライナーの家で毎晩、食事を共にし『ジェパディ！（原題：Jeopardy!)』を一緒に観て、その後は、面白い映画、時として自分たち自身の映画を観ることが日常だった。※26

ライナーは95歳の時、90歳代の生活についてのHBOのドキュメンタリー番組『If You're Not in the Obit, Eat Breakfast』に出演した。彼がインタビューした人たち（その中にはブルックスも含まれている）は、愉快で自嘲的なユーモアを持つ、幸せな人たちである。

彼らは自身の人生について、いろいろなものを生み出し、大いに意味があると話し、老いていることを理由に社会から見下されていることに不満を持っている。

『All in the Family』、『Maude』、『The Jeffersons』を含む1970年代に最も記憶に残るシットコム（コメディドラマ）の多くを製作したノーマン・リアは、ドキュメンタリーの中でライナーに「93歳だということで、それらしくふるまわないといけない。本当はつま先まで手が届くんだということは、そんなにびっくりされるようなことではないのだけどね」と語っている。彼は現在（訳者注：原書刊行時。1922年生）99歳で、全キャストがラテン系の新しいシットコムを製作したばかりである。

メル・ブルックスとカール・ライナーはポジティブな年齢観を何十年も前から表現していた。私が子どもの頃、私の両親は、彼らの有名な古いコメディショートドラマ『２０００歳の老人（原題：The 2,000-Year-Old Man）』の録音をよく聞いていた。『２０００歳の老人』はライナーがインタビュアー役、ブルックスが２０００歳の老人に扮し、訛りが強くて聞いているほうが混乱してしまうイディッシュ語で、即興の物語やジョークを披露している。そのユーモアは、話のネタにもなりやすい、タイミングが抜群のボルシチベルトの当意即妙の受け答えから生まれている。

ライナーとブルックスは、30代前半に、自分たち自身や友人をパーティーで楽しませるためにスキット（寸劇）を作ったが、彼らのコメディの日課も、加齢のポジティブなイメージを反映し、それを促進した。〝２０００歳の老人〟のユーモアあふれる見解の多くが、混とんとした世界を生き抜いてきた彼の経験に基づくスキルと関係している。さらに、彼は優れた記憶力を披露している。最初に歌った歌詞だと語る、古代アラム語の詠唱を暗唱することができた。それはまるで人気のジャズスタンダード曲『Sweet Georgia Brown』のように聞こえた。

お笑いやテレビ番組でよく取り上げられる、高齢者のこころや体を笑いものにする、多くの現在の〝加齢についてのユーモア〟とは対照的なさわやかなユーモアだ。[※27]

年齢についての認識を変える

朗報があるとすれば、私たちは生まれた時から年齢観を持っているわけではないし、いったん取り入れたとしても変更がきかないものではないことだ。何よりもまず、年齢観が文化によって根本的に大きく異なることからもおわかりいただけるだろう。

中国では、高齢者について最初に頭に思い浮かぶ5つ単語やフレーズを尋ねると、最も多かった回答は、「知恵」だったが、我が国（アメリカ）では最初に思い浮かんだイメージは「物忘れ」だった。

年齢観は歴史を通して変化しているため、柔軟なものであり、いくつかの研究の中で、ネガティブなものからポジティブなものへと変換することが可能なことがわかっている。[※28]

本書ではこのあと、年齢観について、その歴史的な移り変わりや実験による変化とともに、文化による違いについて探る。そして、これらのパターンに基づく、年齢観をよりよいものとするための戦略を紹介する。

広範囲に影響を及ぼす年齢観

年齢観は医療へのアクセスや就業の機会を含む、私たちの生活のほぼすべての面に影響を及ぼす。

高齢者がうつでこころの健康の専門家の診察を受けた場合、適切な治療があったとしても、それを受けられる可能性は低い。これらの専門家たちの間では、うつは老化の正常な一部であると広く信じられているからだ。[※29] こころの健康についての思い込みに限ったことではない。高齢者は治療に値しないと放り出されている。

老年科医のルイーズ・アロンソンは、アメリカの、ある主要な病院でのミーティングの時のことを語ってくれた。そこでは、近隣の老人ホームから搬送された高齢の複雑な症例患者について医師たちが話し合っていた。ミーティングの途中で、一人の医師——部門長である——が立ち上がり、この複雑なケースについての解決方法を提案した。

「解決策です。老人ホームをこの病院から100マイル離れたところにすることが必要です」という提案だった。

そこにいる皆が笑った。根底にある思い込みは、高齢患者は時間と治療とお金の無駄、ということだ。

アロンソンは「もし、女性、有色人種、ＬＧＢＴＱの人たちについてこのようなことを言ったとしたら、激しい抗議が起こったでしょう。この場合は、何も起こりませんでした。泣きたくなりますね」と付け加えた。[※30] ネガティブな年齢観は、就職市場にもはびこっている。68歳でいまだ雇用されている人はアメリカ人のわずか３分の１だ。[※31] 一つには、高齢の労働者は効率が悪く、排除されるべきだという思い込みによる。従業員の年齢の平均を示す中央値は、フェイスブック社では28歳、グーグル（現アルファベット）社では30歳、アップル社では31歳である。[※32]

テクノロジー企業で働くために必要なスキルは若い人しか持っていない、ということだろうか？　それとも、その分野ではネガティブな年齢観が蔓延しているのだろうか？

アップル社の伝説的なエンジニアであるＪＫ・シェインバーグにその答えを尋ねてみるべきだろう。彼は、アップルのオペレーティングシステムをインテルのＣＰＵに移行し、MacBookを今日の大成功に導いた同社の極秘プロジェクト「Marklar Project」を率いた。

ＪＫは、アップル社に21年勤めた時点でまだ50代だったが、早期に退職することを決断した。が、すぐに退屈でじっとしていられなくなった。自分が役に立てる簡単な方法だと思い、近所のアップルストアのジーニアスバーでの、パートタイムの仕事に応募した。そこで、面接官から、また連絡する、と言われたのだが、その後何の連絡もなかった。ＪＫは、面接の時、

自分が他の応募者よりも数十歳も年上の最年長だったことが理由だと思った。[※33]

ネガティブな年齢観は、あらゆるタイプの暗黙的偏見の中でもっとも許容されている。年齢のみを理由にして、高齢者を活気ある地域や診療所、職場から追い出しているのである。

加齢は、生物学的プロセスだ。が、加齢、すなわち老いることについて私たちが信じ込んでいることや、習慣と独立した厳密に生物学的な次元にあるわけではない。私たちの年齢観は、科学的事実というよりもむしろ文化的な偏見の産物であることに気づいていないことがあまりにも多い。私たちは、自身の健康状態を左右する遺伝的要因は、わずか25％であることを忘れがちだ。[※34]このことは、私たちの健康の4分の3は、コントロール可能なことが多い環境要因によって決まることを意味している。そして、私が研究で示してきたように、コントロールできる要因の一つが年齢観である。

本書の前半では、年齢観についての科学的知見を、芸術家、映画スター、アスリートなど様々なジャンルの人々のエピソードとともに紹介し、年齢観が私たちの健康、生物学的指標、記憶、そして一般的な幸福感にどのような影響をもたらすか、を明らかにする。

本書の後半では、年齢観の強力な力を利用し、みなさんやみなさんが愛する人たち、私たちが生きる世界にとって役立つ方法で構造的エイジズムと闘う一助となるべく、科学的根拠に基づく戦略を紹介する。

第2章

シニア・モーメントの真実

私たちの記憶は時々途切れる。観たばかりの映画の主人公の名前を忘れたり、何かを取りに行ったにもかかわらず、部屋に入ったら何を取りにきたのか思い出せない、という時だ。

これはフラストレーションがたまる精神状態だが、誰にでも起こる。私たちは通常、このようなイラっとする一時的な記憶の欠落を指して〝シニア・モーメント〟と呼んでいる。

など忘れはどの年齢でも起こりうることであるのに、なぜ〝シニア・モーメント〟と呼ぶのだろうか？

このことばが初めて活字として登場したのは、１９９７年の『ロチェスター・デモクラット・アンド・クロニクル（Rochester Democrat & Chronicle）』の紙面である。その中でコラムニストは、休暇中の高齢の銀行員が、テニスのゲームの最中に自分の得点を忘れてしまうという話を引用している。[※1] その時からこの言い回しは一般的になり、当初はアメリカ国内の辞書に登場し、最近ではアメリカを超えて辞書に収載されている。[※2]

海外で講演する際に、このことばを耳にしたことがある人がいるかどうか尋ねることがあるが、部屋にいるほぼ全員が迷わず手を挙げる。

しかし、実際には、この〝瞬間（モーメント、moment）〟は〝高齢者〟、つまり、老いとはことさら関係がない。一瞬の記憶の欠落は高齢者以外の年代にもある。

150年近く前、〝アメリカ心理学の父〟ウィリアム・ジェームズは、この現象をこころの間隙とし、「(それは) 活発に動いているものであり、名前が幽霊のようにぼんやりとただよっているような状態である。私たちをある方向に手招きし、近づいているという感覚で時折ゾクゾクさせたかと思うと、切望していることばが出てこない元の状態に引き戻す※3」と表現した。が、時々ど忘れするのは高齢者だけでないことは明らかだ。当たり障りがなく、表面的には愛らしい響きすらある〝シニア・モーメント〟は、エイジズムが持つ狡猾なメカニズムと、それが与える影響の完璧な縮図のようなことばだ。すなわち、記憶という複雑かつ可変的なプロセスを、えせ科学の正当性をまとうことによって、誰もが持つ懸念を、ある一定以上の年齢の人すべてに当てはまる軽蔑的な考えでひとくくりにしている。

実際には、年をとるにつれて記憶に関する脳機能の個人差は非常に大きいものとなる。神経可塑性、すなわち柔軟性があり、新たな神経結合を生み出す脳の力は、若い脳の特徴と長い間考えられてきたが、実際には年をとっていく過程でも続いていることが、ますます多くの研究で明らかになっている。このことは、脳は加齢に伴って必ず衰えるという、あまりに一般的に受け入れられている固定観念が間違っていることを示唆する※4。

このあと詳しく見ていくが、ある種の記憶は晩年に向上する。それらの中には、りんごの色のような一般的な知識の記憶である意味記憶がある。また、自転車に乗るというような習慣的行動の記憶である、手続き記憶のようにあまり変わらない記憶もある。昨夜の嵐の間に家の上の空に稲妻が光るのを見た、といった特定の時と場所で生じる特定の経験の記憶であるエピソード記憶のように低下する記憶もある。※5

この最後のタイプの記憶についてさらに言うと、すべての高齢者で低下すると思われているが、介入によって改善することもしばしばみられる。※6

さて、それでもなお、ある種の記憶がある時期にある種の人で衰えるのであれば、〝シニア・モーメント〟ということばはもっともなのではないか、と思うかもしれない。しかし、実際には、ど忘れは何歳でも起こる。さらには、私たちの脳では、晩年、新たな結合が作られていて、このような時々起こる記憶の喪失を代償することが可能だ。

要するに、ある種の記憶低下の原因は、必ずしも加齢そのものではなく、加齢にどのようにアプローチし、加齢をどのようにとらえるか、にある。すなわち、文化やそれに影響を受けている自分が、自分自身がどのように老いるかについてどのようにアプローチするか、なのである。

中国の高齢者と聴覚障がいの高齢者が持つ記憶力

私は、自分のキャリアの早い時点から、もし文化や年齢観が晩年の記憶様式に果たす役割があるとすれば、どのような役割だろうかと思っていた。〝シニア・モーメント〟ということばが浸透しているように、記憶が低下することは、高齢期についての固定観念の一つで、北米やヨーロッパで最も広く定着しているものだ。[※7]

日本からの帰国後、最初に行った研究の一つで、こうした固定観念が記憶する力に影響を与えるかどうかを調べた。[※8] そこで、文化的背景によって年齢観が異なる3つの文化圏の人を対象として選んだ。聴覚障がいのアメリカ人、[※9] 聴者のアメリカ人、中国本土の人である。

なぜこの3つの文化なのか?

中国文化を選んだのは、親孝行と敬老の精神を強調する2000年にわたる儒教の価値観が、現代中国の生活に深く刻み込まれているためである。中国では、今日でも年長の家族が率いることが普通な多世代世帯が、例外ではなく、標準である。そして、高齢者たちはしばしば自分の年齢のことを誇らしげに語る。[※10]

アメリカの聴覚障がい者の社会については、大学院時代、人類学者ガイレン・ベッカーの著書で初めてそのポジティブな年齢観を知り[※11]、その文化に敬意を払うようになった。聴覚障がい者の社会では高齢期は、とても社交的で生き生きとした相互に支え合う人生の段階である。このことは、聴覚障がい者の社会の活動の多くが世代を超えた活動であることに大きく起因している。

聴覚障がい者の90%以上は、聴者の両親から生まれる。そのため、聴覚障がいの若者と聴覚障がいの高齢者との出会いは、アイデンティティを共有できる相手との出会いとなり、自身のロールモデルである聴覚障がいの高齢者に対して尊敬の念を抱き、強い絆を築くことが多い[※12]。その結果、聴覚障がい者の社会にはポジティブな年齢固定観念が浸透していて、高齢のメンバーは自分自身を肯定的にとらえ、仲間たちと親密なネットワークを築くことが多い。

ベッカーは「フィールドワークの過程で、高齢の聴覚障がい者の間で繰り返される交流パターンを目にした。聴覚障がいの人たちのグループは、みな話好きで、自信に満ちていて、社交的でリラックスしている」と説明している[※13]。

私は、聴覚障がいの文化についてより深く知るために、地元のコミュニティセンターで開催されているアメリカ手話（American Sign Language）のクラスに参加したことがある。高齢の聴覚障がいの男性が、まるで美しいダンスの振り付けをするかのように手話を教えてくれた。

ある日、授業が終わってから、勇気を奮い起こして、老いについての彼の見方について話してもらえるかどうか尋ねた。会話の最後には、多くの世代が所属している「ボストン・デフ・クラブ（Boston Deaf Club）」から聴覚障がい者の参加者を募集することに協力してくれることになった。

高齢と若年の聴者のアメリカ人の参加者は、ボストン高齢者センターと青少年団体から募集した。高齢と若年の聴者の中国人の参加者は、従業員のほとんどは若い労働者だが、退職した高齢の労働者が毎月、年金の小切手を受け取りに来る北京の鉛筆工場から募集した。

これら3つの文化圏の参加者を調べることによって、記憶に関して有意な差のパターンを見出した時、それは言語によるものではないか、というような別の理由を排除することができた。

もし、アメリカ人で聴者と聴覚障がいの参加者だけを比較すると、聴覚障がい者は長年の手話の経験から記憶の面で有利になる可能性がある。聴者の参加者の中国人とアメリカ人との比較では、アルファベットよりも象形文字による言語に触れてきたことから、中国人のほうが記憶力が良い可能性がある。これに対して、アメリカ人と中国人の両方の聴覚障がい者が参加することで、両文化に共通する唯一の要因、つまり、そこで一般的になっているポジティブな年齢観に焦点を当てることができた。

私は認知機能の専門家たちが加齢に伴う低下を主張することが多いエピソード記憶というタ

イプの記憶をテストする研究を計画した。[※14]これは、運転中、国立公園に入るときに気がついた隅に弾の痕がある「狩猟禁止」の標識のような、特別な視覚・空間的文脈から人や物を思い出す時に使われている記憶である。

参加者の加齢に対する姿勢を評価するため、まず、前章で試してもらったように、高齢者について最初に思い浮かぶ5つのことばを挙げてもらうことで高齢者のイメージを答えてもらった。その後、参加者は、「老化にまつわる神話についての質問」[※15]に答える。この質問は、「高齢者は若い人よりもうつにかかりやすい」、「一般的に高齢者は新しいことを学ぶのに時間がかかる」などの加齢について言われていることの真偽を問う25問である。これらの回答から、参加者の加齢に対する偏見を評価することができた（ちなみに、上記の2つは事実ではない）。

しかしながら、そこには私が遭遇した文化的な問題があった。例えば、中国の参加者が回答した「老化のイメージ」は、その多くが文化に特有のものであったため、いったん英語に翻訳されると、それがポジティブかネガティブか私にはわからなかった。

それらの中には、「大勢の人をまとめることができる」とか「社会に残りの情熱を注ぐ」などがあった。幸いにも、中国で育ったアシスタントが、回答がポジティブかネガティブかを、判定してくれた（上記2つの回答は、非常にポジティブであるということがわかった）。

新しい記憶薬を試したのではないが、結果は、向精神薬を試したのと同じようなものだった。高齢の参加者のうち、アメリカ人の聴者のグループは、最もネガティブな年齢観を持ち、4つの記憶課題のすべてで最も成績が悪かった。いっぽう、中国の高齢者は、最もポジティブな年齢観を持っており、すべてにおいて最も成績が良かった。中国では、高齢の参加者が若い参加者と同じくらいよい成績であったことに非常に驚いた。すなわち、中国の高齢者であれば、基本的に孫と同じくらいの記憶力が期待できるということだ。

アメリカの参加者では、高齢の聴覚障がい者は、聴者よりもポジティブな年齢観を持っており、高齢の聴者のアメリカ人よりもはるかに成績がよかった。

高齢の参加者とは対照的に、若い参加者はすべての3つの文化的集団で、同じ成績だった。若者の場合は年齢観がまだ自身と関係がないため、影響を及ぼさなかったという点で、理にかなっているといえる[※16]。

文化に基づく思い込みと高齢者の記憶スコアとの間に、これほど強い関連性がみられた理由の一つは、中国本土とアメリカの聴覚障がいの高齢者が、ネガティブな年齢観が優勢なアメリカの主流のメディアにほとんど触れることがない時代に成長したことがある。アメリカの聴覚障がい者は字幕付きテレビがなかったという理由により、中国本土の高齢者の場合は、アメリカから地理的・政治的に隔離されていたことによる。そして、国境を越えてエイジズムを広めるソーシャルメディアが、両参加者が成長してきた時代にはまだ存在していなかったことも理由だ。さらに、アメリカの聴者も含む3つのグループすべてで、ポジティブな年齢観を持つとより記憶の得点が高くなると予測できる結果となった。この研究からわかったことは、加齢についての文化に基づく思い込みは、晩年の記憶能力を左右してしまうほどに強いということだ。

記憶の大聖堂を築き上げること

記憶を明瞭に保つ上で、年齢観が果たす役割についてより正確に理解するために、私が住んでいるところから30分ほど離れたコネチカット州、ミドルタウンという大学街に住む、84歳の元舞台俳優のジョン・ベイシンガーと会うことにした。彼の妻のジェニーンは、60年間にわたりウェズリアン大学で映画学を教えた人だ。彼女はこの学問領域を創設し、現在では大学とハリウッドの両方で象徴的な存在となっている。ジョンが残したものは、彼が仕事として行ったことと少し異なるが、その功績はミドルタウンに広く知れ渡っている。

1992年に遡り、60歳を直前に控えたジョンは、ジョン・ミルトンの『失楽園』を暗記することに挑戦した。それは、アダムとイブがサタンによって誘惑され、エデンから追放されるという17世紀の抒情詩である。

ジョンは、大学の体育館で運動をしながら、一度に7行ずつ覚えるというゆっくりとしたペースで始めた。すべてを覚えられると思っていなかった。が、何かを始めたらどんなに時間がかかってもやり遂げるのが常だった。8年後、70歳の終わりに近づき、新たな世紀の幕が明けた時、ジョンは6万語に及ぶ壮大な抒情詩の暗記を完遂した。ほぼ『蝿の王（Lord of the Flies）』のような小説1冊分ほどの長さである！　それから、丸三日間続く異例の朗読会で詩の暗唱を披露した。

20年経った今でも、彼はそのすべてを覚えているという。私たちが面談した朝、メンタル面のウォームアップとして、詩の12編のうちの1編を丸ごと暗唱してくれた。

しかし、ジョンの才能はこれだけではない。最近では、年老いた君主を描いたシェークスピア劇『リア王』の膨大な量のセリフを暗記し、一人芝居として上演している。以前は、テニスン男爵の荒々しい詩『軽騎兵旅団の突撃（The Charge of the Light Brigade）』を覚え、ロックンロール調にし、豪快なバンドと一緒に演奏したことがある。

会話の中で、ジョンは自身の記憶力について、平均よりも優れているわけではないと強調する。彼の妻や娘は〝生まれつき記憶力が良い〟そうだが、自分はToDoリストがなければ何もできない人間なのに、予定帳のある場所さえしばしば忘れてしまう、と語った。

確かに臨床的にはジョンの言う通りであり、彼の記憶力は平均より上というわけではない。ウェズリアン大学の心理学者であるジョン・シーモンは、ジョンの偉業に魅了され、どのようにそれを成し遂げたかを明らかにするために一連のテストを行った。それによると日常的課題についての彼の記憶力はまったく普通である。シーモンは「彼のたぐいまれな記憶の成果を生んだ力は、生まれつき備わったものではなく、作り上げられるものである」と結論付ける。※17

ジョンは、いたって平均的な記憶力が、筋肉のように鍛えようとする意志と正しい年齢観を持っていれば、並外れたものになるという生きた証である。

90代に入っても同じように演奏を続けたスペインの偉大なチェリストのパブロ・カザルスをよく思い浮かべた、と彼は話した。人生の終盤、カザルスは歩いたり移動したりすることに支障をきたしていたが、座って演奏を始めるやいなや、若い頃と同じように流れるように優雅に演奏した、とジョンは言った。

私はジョンが一体どうやって小説ほどの長さの詩を記憶したのか、に興味があり、この偉業を成し遂げるために用いたテクニックについて尋ねた。そして、彼が記憶する方法を身につけたのはほとんど偶然によるものだということがわかった。それは人格形成期の頃のことで、聴覚障がいの人たちと劇場で働いていた頃に遡ると彼は言った。

これを聞いて私は思わず身を乗り出した。「でも、あなたは聴覚障がいではないでしょう？」彼のアイデンティティの明白な側面と、聴覚障がいの文化、そしてそのポジティブな年齢観が、ワクワクするような関係があるのを見落としていたのではないかと思ったのだ。

ジョンは微笑みながら首を横に振り、自身の物語を、手話を使って話し始めた。若い頃、どうしても劇場の仕事をしたかった。最初に仕事が回ってきたのは1960年のことで、コネチカット州ウォーターフォードにある全米ろう者劇場（the National Theater for the Deaf、NTD）の音響デザインの仕事だった。

NTDは、舞台デザイナーのデビッド・ヘイズによって設立された。彼は、映画界の巨匠エリア・カザンやバレエ界の巨匠ジョージ・バランシンと仕事をし、成功を収めた。

この新しいグループは、聴覚障がい者と聴者の俳優が手話とパントマイムとセリフを話すことを一度に行う、という新しいタイプのパフォーマンスを発展させ、聴覚障がい者と聴者の両方の観客にとって五感を刺激する革新的な新しいタイプの演劇を創造した。

それは衝撃的なことだった。ジョンは、この劇団とともに3年間ツアーを行い、やがて音響デザインの仕事から、自ら演じたり、演劇やアメリカ手話を教えたりすることに活躍の場を移した。

彼は、自身の出発点を語る時、NTDでどのようにパフォーマンスしたか、どのように暗記の方法を見つけたか、を手話で説明を続けた。

ろう者劇場で働いていた時、音声テキストを、より目で見てわかるようにするために、身振りを加えたところ、より簡単にセリフを覚えられることに気が付いた。そして、10年後に『失楽園』を暗記し始めた時に、〝自然な身振りを付け加える〟ことによってテキストを身体化するというアイデアに立ち返ったのである。このことによって〝詩の感情的な面と身体的な面に同時に入り込む〟ことができる、と説明してくれた。

ＮＴＤでろう文化に触れた経験がジョンに影響を与えたのは明らかだ。前に述べたように、ろう文化に関する私の研究では、若いメンバーたちは自分のロールモデルやリーダーとして高齢のメンバーに接していた。[※18] ジョンは、この文化に触れたことによって、自身のポジティブな年齢観を強め、それ以外にも多くのことを学んだ。手話について何も知らない状態でその世界に入っていったが、数年後には手話を教えていた。

最終的には、彼は数か月間続く国内ツアーではなく、家族との時間を増やすため劇団を去った。が、聴覚障がい者との経験は彼のなかに生涯を通じて残った。彼がまさに指摘しているように、ろう文化から重要な指針を得た。少なくとも当時、身振りでテキストを身体化する、という方法を身につけ、それが数十年後には、驚くべき記憶の偉業を成し遂げるためのよりどころになったのだ。

自身の人生を語る時、ジョンはしばしば映画、本、詩の引用をする。その多くは私が見たこと、読んだことがないもので困惑したが、後から探し当てて調べてみた。そのいくつかは、彼が持つ加齢に対するポジティブなイメージをさらに強めるものである。

彼が若い頃に崇拝していた小説の一つが、サミュエル・バトラーの『万人の道（The Way of All Flesh）』である。ビクトリア朝時代の偽善的な価値体系を糾弾した小説だ。

彼のお気に入りのキャラクターは、恋する叔母アレシアと小説の語り手のオバートンの二人で、この高齢の登場人物たちは、神話に登場して重要な指針を与える賢い老女か老人の原型にイメージがぴったりだ、と語った。

ジョンの人生は、記憶というものが、私たちが通常考えるような、固定的で有限な神経資源ではないことを思い出させる。アルツハイマー病のような神経学的悪化のケースを除くと、記憶の喪失はあるともないとも言えないものだ。さらにアルツハイマー病の場合でも本書でこれから見ていくように、それが避けられない帰結とは限らない。

記憶は、柔軟なものであり、高めることも可能である。事実、認知に関する多くの文献にあるように晩年になると低下するとされるエピソード記憶を、ジョンは驚異的に駆使し、記憶の大聖堂を築いたのだ。

年齢観を変え記憶を改善する実験

中国人と聴覚障がい者のアメリカ人参加者を対象とした異文化間研究の後、文化に基づく思い込みが記憶の健全性に重要な役割と果たすのではないかと思ったが、それがどのくらい強力なものかを証明するためには、よりコントロールされた環境で年齢観を研究する必要があるのではないかと考えた。

そこで私はこれらの3つの異なる文化圏で起こっていると想定されることを実験的に再現する方法を考えてみた。

高齢者の年齢に対する固定観念を活性化するいくつかの手法を先行的に試した後、潜在的プライミング（意識しない状態で、先行する刺激の処理が、後続する刺激の処理に影響を与えること）を試すことにした。この手法は、かつて白人の大学生が持つ黒人についての固定観念を無意識に活性化して人種差別を検証する研究で使用された。[※19] それによって自分自身についてや、属する集団についての固定観念を活性化できるかどうか、いつもと違う手法を試したかった。

そこで、高齢者は処理速度が遅いから失敗する可能性が高い、と同じ学部の神経科学者に言われたが、高齢の被験者で試してみようと思った。被験者の一人の男性は92歳で初めてパソコンを使ったのだが、その彼の場合もこの手法が成功したことがわかって嬉しかった。

潜在的プライミングがこのようにうまく働く理由は、私たちがすでに持っているポジティブまたはネガティブな年齢観を守るために使っている心理的戦術をすり抜けることができるからだ。例えば、すでに正しいと思っていることを支持する証拠を重視し、それを否定する可能性がある証拠を過小評価するように働く、いわゆる「確証バイアス」にこれをみることができる。

私たちチームは、高齢被験者を募集し、ハーバードの心理学部の研究室に来てもらった。コンピュータ画面の前に座ってもらい、ターゲットの上か下にことばが点滅するので、そのターゲットに視点を定めてほしいと彼らに伝えた。いわゆる〝意識にのぼらない知覚〟が体験できるぐらいの速さだが、知覚して取り込むことができるぐらいの速さとした。被験者が、目の前をよぎるはっきりしないものと思ったものは、〝賢い〟〝注意深い〟〝博学な〟といった高齢者についてのポジティブな固定観念や、逆に〝アルツハイマー〟〝老いぼれた〟〝混乱した〟などのネガティブな固定観念に関係したことばだった。

プライミングセッションの前後に、被験者は、3つの文化圏の研究で用いたものとまったく同じ、格子の中の点のパターンを覚え、未記入の別の格子に黄色の点を再生するという記憶課題を受けた。プライミング技術を使って、被験者の加齢についての見方を調整できるかどうか、そして、私たちが晩年に低下すると思い込んでいるタイプの記憶に、それが悪影響を及ぼすのか、あるいは改善するのか、を明らかにしたかった。

結果は？　というと、ポジティブな年齢固定観念のプライミングをされた被験者はたった10

分間のプライミングで、記憶成績が向上した。10分間のネガティブなプライミングでは、それに相当する低下がみられた。参加者が、男性か女性か、60代か90代か、高校退学者か医学部卒業生か、住んでいるところが田舎か都会か、コンピュータ画面を前にするのが初めてか熟練したプログラマーか、を問わず、同じパターンの結果であることを発見した。[※20]

それ以降、年齢観と記憶成績との関係についての私たちの発見は、アメリカの私たちの研究室から7000マイル（約1万1265キロ）も離れた韓国[※21]を含む他の多くの研究者によって再現されている。五大陸の研究によって私たちの結果のパターンが普遍的な性質を持つことが確認された。[※22]

その意味するところを考えてほしい。つまり、加齢は生物学的なプロセスではあるが、同時に社会的・心理学的なものでもある。加齢についての考え方とそれが記憶に与える影響は、実際に記憶の健全さや成績に影響を与える可能性がある。そして、これらの考え方は、ネガティブにもポジティブにも変えることができる。

これが、ジョン・ベイシンガーのように、記憶力が〝普通〟の人が小説ほどの長さの詩を暗記するようなトレーニングができた理由である。私はジョンに、自身の記憶のうちに、これほどまでに膨大なものを築き上げるために充てた年月のモチベーションは何だったのかを尋ねた。強靭な精神は強靭な肉体に宿るというギリシャ思想と、高齢期は、知識と実践を重ねることで大きな成果を生み出すことが可能な時である、という信念だと彼は言った。その詩、『失楽園』は、今では〝こころの中にある大聖堂〟のようなもの、ということである。彼は、自分が90代後半まで美しい全バッハ組曲を演奏していたパブロ・カザルスに少し似ていると感じることがよくあると話した。ジョンにも、その音楽は流れており、その大聖堂は彼の頭の中の栄光に満ちた空間の中にある。

未来へと遡ること（バック・トゥ・ザ・フューチャー）：生涯にわたる記憶力

文化が記憶にとって重要であることは明らかになった。しかしながら、私たちの研究は、1日のうちで実施されたものである。私は、生涯にわたる記憶力に年齢観が影響を与えるかどうかを知りたいと思った。この点を詳しく調べるために、年齢観を何十年も前から突き止め、時系列で記憶力を追跡していく方法を見つけなければいけなかった。

ある朝、この試みについて家族に話したところ、娘が大好きな映画『バック・トゥ・ザ・フューチャー』のタイムマシーンを使って過去に遡り、人々の年齢観を見つけ出してから40年後の現在に戻り、記憶力を検査したらいいんじゃない、と言った。

友人のロバート・バトラーが同じようなことを、だが、もう少し実現可能な解決手段を思いついた。

バトラーは国立老化研究所（the National Institute on Aging）の創設者として、ボルチモア加齢縦断研究（Baltimore Longitudinal Study of Aging　BLSAとして知られている）を立ち上げるのを手伝った。この研究は、世界で最も長く続いている加齢についての研究で、1958年に始まり現在も行われている。

2年ごとに、BLSAの被験者は各種検査やアンケートを受け、研究者たちが考えうる加齢についての、ほぼすべての面を調べることができた。これらの測定の中の一つに、質問者が10の幾何学的図形を参加者に10秒間見せ、カードを取り除いた後に、記憶したそれぞれの図形を描いてもらう、というものがあった。BLSAの最初の研究者のうちの一人が、それまで研究した人がいなかった年齢観についての質問を行っていたと思う、とロバートは言った。

ロバートが言ったことが正しいかどうか確かめるために、国立老化研究所の科学部長、（後に重要な共同研究者となった）ルイジ・フェルッチ博士に電話をし、年齢観と経時的な記憶力とを結びつける、という私のアイデアを投げかけ、BLSAの参加者が年齢観の測定に回答しているかを確認する方法を知っているかどうか尋ねた。

彼は、初期の研究者の一人がそのような測定を行っていた可能性があるが、誰もそれを使った研究を発表していないと思うため確かでないと答えた。そして、チェックするための大都市の電話帳ほどのマニュアルを送ってくれた。そこから参加者の最初の調査に含まれていた年齢観の計測を見つけることができ、とても嬉しかった。その測定には名前が付けられていなかったが、さらに調べたところ、『高齢者に対する態度の尺度（the Attitude Toward Older Persons scale）』と呼ばれることがわかった。

『バック・トゥ・ザ・フューチャー』でマイケル・J・フォックスが演じたキャラクターのように、時間を遡り、BLSAの参加者たちが老齢に達する数十年前の研究開始時、その時彼らは若年成人だったわけであるが、加齢についてどのように記述したかを調べることができた。現在までに、彼らは全員60歳の誕生日を迎えている。研究開始時の彼らの年齢観とそれからの38年間の記憶得点を照らし合わせたところ、開始当初ポジティブな年齢観を持っていた人は、ネガティブな年齢観の人と比べて、高齢になってからの記憶得点が30％良いことがわかった。参加者のポジティブな年齢観が記憶力に与える有益な影響は、年齢、身体的健康、教育歴のようなその他の要因よりもさらに大きなものだった。[※23]

私は3つの異なる文化における加齢と記憶について研究し、実験および、経時的な方法を使って年齢観を調べた結果、加齢だけが記憶に影響を及ぼす要因ではなく、年齢観が私たちの記憶に驚くほど影響していることがわかった。

年齢の贈り物：誰がX線をみるべきか

神経科学者のダニエル・レヴィティンによると、あるタイプの記憶は実際に年齢とともに向上する。例えば、60歳を過ぎるとパターン認識が得意になる。彼によると、〝もしレントゲンをとるならば、30歳でなく、70歳の放射線医に読影してもらうのがよい〟[※24]とのことである。

私たちの脳は年をとっても、新しい結合を作り続けているのだ。ブランダイス大学の神経科学者であるアンジェラ・グッチェスは、高齢者の脳には、特定の部位ではなく多くの領域を使う傾向があることを見出した。これはよい傾向の可能性がある。彼女の卓越したＭＲＩの脳研究によると、詩やそのほかの言語的情報を暗記する時、若年成人は左前頭皮質を使う。高齢者の場合、若年者と同じ領域だけでなく、通常、地図のような空間的情報を保存し処理するのに使われる右前頭皮質も用いている。両側の脳半球をより広く使うようになることは、適応性と柔軟性を表すものである。[※25]

ジョン・ベイシンガーの驚くべき記憶力の偉業を思い出してほしい。何歳の人でも極めて誇らしく感じる偉業は、一つは、テキストをより空間的なものにするために身振り手ぶりを使うことによって、そして、年をとることをスキルと経験が蓄積される時間として受けとめることによって、成し遂げられた。

年齢観は、他から切り離されて存在するものではなく、私たちのこころの主座を占め、私たちの身体のコントロールルームのようなものなのである。年齢観は、加齢というプログラムを書きこむ本質的な部分である。それは、文化として、個人として、私たちがどのように高齢期をデザインし、構成し、経験するか、に影響を与える。これが、年齢観が記憶力だけでなく、知識を他者に伝えるかどうかを含む、私たちの行動の仕方を変えるほどの大きな波及効果を持つ理由である。

記憶を伝える：セコイアの森でのキノコ狩り

パトリック・ハミルトンは、北カリフォルニアの涼しい、生い茂った森に住んでいる。彼はここ30年間ほどそこでキノコ狩りをし、調理し、販売し、研究し、そしてキノコについて教えている。彼は、落ち着いた声と穏やかなほほえみを湛えた、がっしりとした73歳の白髪の男性で、キノコ狩りの第一人者となっている。キノコ狩りをテーマとする数々のガイドブックやウェブサイトで彼の名前は話題になっており、伝説的なキノコ狩りガイド『All That the Rain Promises and More』の裏表紙には、ボウリングのボールほどの大きさのポルチーニを2つ持

って得意げにポーズをとる彼の写真が載っている。[※26]

私がパトリックを探し出したのは、コネチカットの我が家の裏庭でアンズタケを正確に見つけ出すコツを知るためではなく、高齢のキノコハンターの記憶力の秘密を学びたかったからだ。パトリックは数千もの種を識別することができる。多くのキノコが絶え間なく進化する性質を持っていることを考えるとかなり驚異的なことである。たいていのキノコは、極めて成長が速く、成長するにつれて形や色を変える。

キノコ狩りについてさらに知りたいと思ったことには個人的な理由もある。私たちが子どもの頃に過ごしたバンクーバーの家の数軒隣には、成人した息子家族と一緒に暮らす高齢の中国人女性の家があった。毎春、週末の朝に、彼らはみんなでバスケットを持って森の中に向かうのが習慣だった。その家族は、午後に戻ってきて、私が庭にいると、とても嬉しそうに、私を家に招いてくれて、女家長が掘り出した素晴らしい色をしたキノコの山を自慢げに見せてくれたものだった。家長であるリアンおばあちゃんは、キノコを見つけ出す不思議な感覚を持っているようであり、息子や家族はそれを限りなく尊敬していた。

パトリックのキノコについての膨大な記憶は、ポジティブな年齢観のおかげである。俳優だったジョンのように、この年齢観がエピソード記憶に貢献する可能性があることを彼は証明している。これは、多くの科学者が年齢とともに常に低下すると決めつけている、出来事や事物の詳細な記憶の典型である。パトリックは「私は、年をとるにつれて知恵を得ています」と、その考えを私に説明してくれた。

彼が野外活動に心を奪われたのは、子どもの頃、祖父母と遊んでいた時である。彼らが、アイルランドから移住した後にロサンゼルス近くに購入した甘い香りのするオレンジの果樹園でのことだった。メンドシーノ郡とソノマ郡を流れ、太平洋に注ぐロシアン川の、セコイアがずらりと並ぶ河口近くの家に引っ越したのは43歳の時だったが、その時に〝キノコにはまった〟という。その当時、パトリックは2つの食用キノコ、ホウキタケとアンズタケを見分けることができた。彼は、妻とバスケットとナイフを持って森に入り、帰りには晩御飯を持ち帰ったものだった。それから、彼は北カリフォルニア各地に住んだ。ポイントレイエス沿岸から、シエラネバダのセコイアの湿地まで、料理人、教師、サンフランシスコの高級レストランへの納入業者、地方新聞への採集家コラムニスト、として働いた。

年をとることを想像する時、どのようなイメージが頭に浮かぶか、を彼に尋ねると、都会の高齢者でなく、森の中で野外活動をしている高齢者のイメージだが、と前置きしてから、2つのイメージを挙げた。1つ目は、遠出のハイキングを楽しんでいる長い白髪の魅力的な70代女性だった。2つ目は、そびえ立つ木々の間の狭い道を上機嫌でマウンテンバイクに乗って走り抜けていく高齢男性であった。

パトリックは、自然を楽しみ自然に浸る高齢者のイメージを彼自身の人生に描いている。彼は今73歳で、彼が行っている森での授業に参加するほとんどの人よりも年長である。

そして、ほとんどの人よりも元気でもある。最近、彼は採集のパートナーである79歳のキノコ愛好家の仲間とハイキングに出かけた時に、大雪に遭遇した。彼らは7マイル（約11・3キロ）も携帯の電波が届かないシエラネバダを歩かなければならなかった。凍傷にかかる危険があるため、立ち止まることができなかった、と語った。彼らは無事に家にたどり着いた。皮膚がひりひりするようなたいへんな体験にもかかわらず、パトリックはその出来事を、もしチャンスがあれば喜んでもう一度行いたい冒険であるかのような口ぶりで話した。

キノコ狩りは、重要な点でポジティブな年齢観を強めてもいる。高齢者はキノコ狩りに関する専門的な知識を豊富に持っている傾向があるため、しばしば世代を超えた活動の中で、若い採集家から尊敬されているからだ。多くの有毒なキノコがあるため、キノコ狩りは、蓄積された知識とその知識を持っている人の存在が、生きるか死ぬかに関わってくる活動でもある。

「私の年齢は、キノコを探すことに、実際に役に立っているのです」とパトリックは説明した。何千もの異なる種を見分ける能力は、森や砂漠で何年も採集をしてきたことと、学術的な本を読むことに多くの時間を費やしてきたことによる。

「様々なキノコを識別することを学ぶことは、名前や形を覚えるのに全力を傾けるだけでなく、言うまでもなく、毒性や食べられるかどうかを覚えることになります。同じキノコが成長の時期や気候の違いによって、見た目がとても異なっているからです。より広い状況の中で、周囲が微妙に与え合う影響や、相互の関わり合いを理解して覚えることになります。土、木々、植物、地質、すべてのものを調べます」と言う。彼はこの考え方を、人々にも、そして、自身の生き方にも当てはめているようだった。つまり、独立して存在しているものは何もなく、あるサイクルは他のサイクルに依存しており、生き物は成長を止めることがない、という考え方である。

パトリックの生徒たちは、夫婦や子ども連れの両親であることが多い。時には、祖父母たちが森への旅行に参加することもある。家族全員がそこにいることは特別な意味を持っている。すなわち、〝森の中ではみんな同じレベルで、他の人の年齢を気にすることがない〟ということだ。彼は、そのような家族がポーズをとった写真を撮るために、巨大な空洞になったセコイアの切り株をこれからもずっと見つけていくことだろう。

最近、ロシア人の家族と採集に出かけて、その家族の祖母が明るい赤色のベニタケキノコを一心不乱に集めていることに気づいた。彼女はその仕事を孫にも協力してもらおうとしていたが、パトリックは不安になった。パトリックは急いで彼女のところに駆けつけ、それはルスラ・クレモリコロールで、ドクベニタケ、通称〝毒キノコ（シックナー、原文：sickener）〟

として知られていることを彼女に話した。彼女は笑って、漬ければ食べられる、と彼に言った（これは未経験者には勧められない）。ロシアには、北カルフォルニアの森にあるキノコに似ているキノコがあるらしく、ロシア人は恐れ知らずの料理人のようだ。そのやりとりの終わりには、その女性の孫は祖母に笑顔を向けていた。パトリックは、彼女を祝福した。

彼女と孫は森の中に戻っていった。

文化的生存への軌跡、高齢者によるソングライン

知識を保持する者としてのパトリックの役割をみて、人類学者のマーガレット・ミードの本を思い出した。世界中の先住民文化における高齢のメンバーの役割に関する内容である。[※27]

彼女は、高齢者が若い世代と共有する膨大な文化的な知識を記憶しているため、高齢者が常に不可欠な存在であることを観察してきた。この記憶の保持者としての役割は、彼らの社会的地位を確固たるものにすることにつながった。つまり、〝彼らのたゆまぬ努力は、身体的な生存と文化的な生存を意味していたのである。その文化が永続するには、高齢者が必要だった。飢餓の時に見つけられることが稀な避難先に集団を案内するためだけでなく、人生の完全なモデルを提供するため、である。[※28]〟

一例として、極めて厳しい地形で何千年もの間生き延びてきたオーストラリアの先住民文化についてミードは言及した。この先住民の人々は、地域の生態系と自身を結びつける伝統ゆえに今日まで生き残ってきた。高齢者は、ソングラインを通して身近で不可欠な知識を保持し伝えていく。ソングラインとは、地球上のあらゆる民族の中で最古の現在まで続く口述で、伝承するための歌唱体系を含む、文化と情報の伝達手段である。※29

これらの歌はオーストラリア中の何千種もの植物や動物についての情報と、数百キロに及ぶ土地の詳細な地図を含む口述の百科事典と、文化的および精神的な〝教科書〟として機能している。※30

ミードは、〝あらゆる文化における連続性は、少なくとも3世代の存在があるかどうかにかかっている。※31〟と書いている。この見解は、子どもや孫が避難する場所や食料を見つける手助けとなるソングラインを教える高齢者や、あらゆる世代のキノコ採集者と調理法や、どのキノコに毒があるのかというしばしば命を救う知識を共有するパトリックに当てはまる。

情報を若い世代に伝えることで評価されている高齢者のこれらの瞬間こそが、本当の〝高齢者の瞬間（シニア・モーメント）〟である。〝高齢であること〟は、記憶を保持していることを意味している。

第3章

高齢者の優れた運動機能

アメリカ北西部の緑豊かな丘の一角に住む陽気な修道女は、地元スポケーンバレーのちょっとした有名人だ。

シスター・マドンナ・ビューダーは1982年から350以上のトライアスロンレースを完走し、〝鉄の修道女〟のニックネームを持つ。

彼女が友達からスニーカーを借りて初めて走ったのは50歳近くだった。今、彼女は91歳（訳者注：1930年生）で、ちょうどまた新たにトライアスロンを完走したところだった。彼女のトレーニングはシンプルで型にはまらないものだ。高級なジムはなく、オリンピックコーチもいないかわりに、シスター・マドンナはスーパーまで走るか、自転車をこいで行く。地元のYMCAのプールで泳いだり、冬はスノーシューズで歩き回っている。優れた身体能力があるにもかかわらず、シスター・マドンナの見た目はむしろ控えめである。小柄で明るいブルーの目を持ち、ショートの髪は自分でカットするという。

年をとることについて話し合っていた時に、〝高齢者〟について考えた際に最初に思い浮かぶ5つのことばが何か彼女に尋ねた。彼女は、「知恵、神の愛」、少し考えてから「走ること、チャンス、ね」と言った。まだ4つであることを指摘すると、笑いながら「おいしいワイン」と付け加えた。

年をとることとチャンスや知恵を結びつけることができているのは、祖母のおかげだと彼女はいう。セントルイスでの少女時代、果てしなく広がる人生について深く考え、大人になったら何をしたらよいのだろうと悩んでいた。彼女の祖母は「過去はもう終わっているし、未来はいったんそこにたどり着いたら未来ではなくなるわね。だから、今このときだけが責任を持つことができるものなのよ」と言ったそうだ。

80年経って、祖母のことばは「年をとることを恐れるのは意味がないです。なぜなら、年をとる前に年をとる経験をすることは決してないのですから。その先にどんなことが待っているかは決してわからないからです」という加齢に対する彼女の考えとなった。

彼女の父親は、ボート競技のチャンピオンで、70代までこぎ続け、ハンドボールをプレイしていた。彼女は、父がその当時すでに高齢といわれる年齢で、運動神経抜群であることを誇りに感じていたことを覚えている。

シスター・マドンナは、70代に入るとハワイ島で行われたアイアンマン世界選手権大会に参加した。海を3マイル近く泳いだ後に島を自転車で走り、その後のマラソンの最中に、父親のことがふと頭に浮かんだ。その時は満月で、道路には先端が銀色をした二つの影が広がっていた。まるで父が並走しているようにその存在を感じたことが脳裏に焼きついている。

身体の健康に関する発見

シスター・マドンナに会って、通常は加齢の自然な経過と考えられている、衰弱や下り坂という固定観念が間違っていることを難なく証明していることに驚いた。彼女のポジティブな年齢観が、人並外れた運動能力の維持につながっているのだろうかと考えた。

年齢観が身体の健康に影響を与えるかどうか、すなわち、歩行、バランス、持久力、スピード等に基づいて、どのようにうまく身体が動くか、を調べるために、私はある研究を計画した。50歳以上のすべての参加者に、例えば「年をとると役に立たなくなる」といった意見に賛成かどうか、というような年齢観を尋ねる既存のアンケートを使って調べた。彼らの答えは点数がつけられ、年齢観がネガティブかポジティブか、が示された。その後20年以上にわたって、参加者は数年ごとに健康に関する機能についてのテストを受けた。

その結果、ポジティブな年齢観を持つ参加者は、ネガティブな年齢観を持つ同年齢の人より、18年以上もの間、健康に関する機能が良好であるという結果が出た。[※1] これによって晩年の身体能力には、加齢より、年齢観のほうが重要な因子であることが初めて実証された。

さらに、原因と結果が逆方向でないこと、つまり、身体的に健康であることがポジティブな年齢観につながるのではないことを確認しなければならなかった。

私は、統計学者で親友のマーティー・スレイドにこの問題について相談した。マーティーは、統計学者になる前は、航空技術者だった。航空機エンジンのテストをするために用いたのと同じ論理と技能を解析で使って、私たちは初めに逆相関がないかどうかをチェックした。つまり、参加者が研究に加わった時の健康の状態が、時を経て年齢観を左右するかどうか、という点である。それはないことがわかった。そして、研究に参加した時に身体機能スコアが同じだった全参加者を調べ、同じ解析を行った。

その結果、身体の健康が年齢観に影響を及ぼすのではなく、年齢観がその後の身体の健康に作用することがわかった。

近年では、オーストラリアを含む諸外国の調査研究で、同じ結果が得られている。[※2]

雪だるま効果としての優れた身体能力

年齢観が良好な身体機能の背景にあることを確かめるため、私たちのチームは高齢の参加者を研究室に招いた。

私たちはポジティブかネガティブのいずれかの年齢観グループに参加者を振り分け、無意識下のポジティブまたはネガティブな年齢観を用いた先行研究の記憶実験で行ったのと同じように、プライミングを行った。

たった10分間ポジティブな年齢観でプライミングされただけで、参加者は、すぐさま歩行スピードが速くなり、片足が地面を離れている時間（足圧を記録するために靴に入れた特殊なパッドによって測られた）が長くなることが計測され、バランス能力（歩行両脚支持時間の低下）が向上した。つまりポジティブな加齢観を無意識下で刺激された参加者の歩行能力が向上したのだ。[※3]

私の目標は、ポジティブな年齢観を活用して地域で暮らす高齢者の健康を改善することだ。次のステップは実験室の外、つまり、複数の高齢者施設でも同じような改善をもたらすことが可能かどうかを調べることだった。

また、実験室で行った研究では、プライミングがただちに参加者の歩行に影響を与えることを発見したものの、その効果は1時間後には消え始めることがわかった。そこで、高齢の参加者に対して、改善が持続することを期待して、1週間間隔で1か月間プライミングを行う追加実験を行った。[※4]この新たな実験は、長期間にわたり日常的に固定観念にさらされている現実世界で、年齢の固定観念がどのように作用するか、にさらに近づけたものだった。

参加者の一人にバーバラという83歳の女性がいた。彼女は入居している施設の談話室でその研究のチラシを見た。研究の条件には、いくつかの調査に答えること、コンピュータゲームを行うこと、数種類の運動をすることが含まれていた。彼女は「そうね、やらない理由はないわ」と思った。それは新たな挑戦だった。

1か月の週1回の検査の間、バーバラは研究担当の看護師の一人に会い、コンピュータの画面の前に座り、いくつかの簡単なスピード反応ゲームを行い、その後、5回ほど続けて椅子に座ったり立ち上がったりし、部屋を歩いて回り、戻ってきて10秒間、片方の足をもう一方の足の後ろにして立つ、といった動作を行った。

バーバラは最初うまくできなかった。続けて5回椅子から立ち上がろうとした時、転びそうな気がして、近くにいた研究担当看護師の手をつかむ必要があるかもしれないと思った。片方の足をもう一方の足の後ろにしてバランスをとるのは、まるで綱渡りの綱の上にいるようで、簡単そうに聞こえてもとても難しい。

しかし、3週目には興味深いことが起こった。バーバラは、前よりも自信を持って椅子から立ち上がって歩き出すことができると感じた。そして、片方の足をもう一方の足の後ろにして立つことについて、もうピサの斜塔のように不安定な感じがしない、と言った。

わずかであるが注目に値する変化が他にもあった。朝ベッドから立ち上がるのが楽になり、DVDを借りにお気に入りの公共図書館に出かける時、正面階段を上がるのが楽になった気がすると報告した。そして、これらの変化だけではなかった。バーバラは、全般的に調子が良く、エネルギーが湧いてくるように感じた。

例えば、何年も話していなかったいとこに電話したことに自分でも驚いた。ふと思い立って、彼女が暮らす高齢者施設が主催する、次回の休日パーティーの催し物の企画を引き受けた。近くの劇場で上演される短編の脚本を創るため、自分が暮らす棟のグループに参加したのだ。

バーバラの身体のバランスや気分が改善した理由が、ポジティブな年齢観を強める私たちの実験の介入と関係があるのでは、と思われたならば、それはその通りだ。「元気はつらつである」や「健康である」というようなことばで、潜在的に刺激することによって、深いところにある、年をとることについてのポジティブな見方を活性化したのだ。そうすることで社会から吸収したネガティブなイメージで長い間支配されていた、彼女の信念全体の前面へポジティブな年齢観を押し出したのだ。

この活性化は、身体機能だけでなく、バーバラ自身の高齢者としての認識を改善した。

もちろん、バーバラは一夜にして飛躍したわけではない。しかし、プライミングの1か月後の彼女の身体能力の改善は、同年齢の人が週4回、6か月間運動した後に記録するのと同じくらいだった。[※5] そして、彼女が決して例外というわけではなかった。1か月後、ポジティブな年齢観でプライミングされた高齢の参加者は、ランダムな文字でプライミングされた中立条件の対照群の高齢の参加者よりも有意に速く歩き、バランスが良好であった。

私たちのチームは、予期せず、雪だるま効果を発見した。すなわち、雪の斜面を転がり落ちていくうちに大きくなっていく雪だるまのように、ポジティブな年齢観の参加者の身体機能への効果は、2か月の研究の間に着実に大きくなっていった。[※6] ここでは好循環がはたらいていた。つまり、ポジティブなプライミングが、参加者が持つ高齢者についてのポジティブな思いを強めたことが、自身の加齢についてのポジティブな考え方を強めた。そして、それが身体機能を高めたことによって、ポジティブな年齢観が強まった。このことが、さらに身体機能を強めることにつながった（P94図1参照）。

集団の中で先頭を泳ぐこと

年齢観は、連続性を持っているものだが、アメリカに住む多くの人はネガティブな年齢観にさらされることが大半で、それをそのまま体現している。[※7]

シスター・マドンナのように、主にポジティブな年齢観に基づいて日々を送っているような人たちもいる。しかし、ポジティブな年齢観を持つことは、毎月トライアスロンに参加するというように特別でなければならないということではない。誰かが何か新しいことに挑戦するた

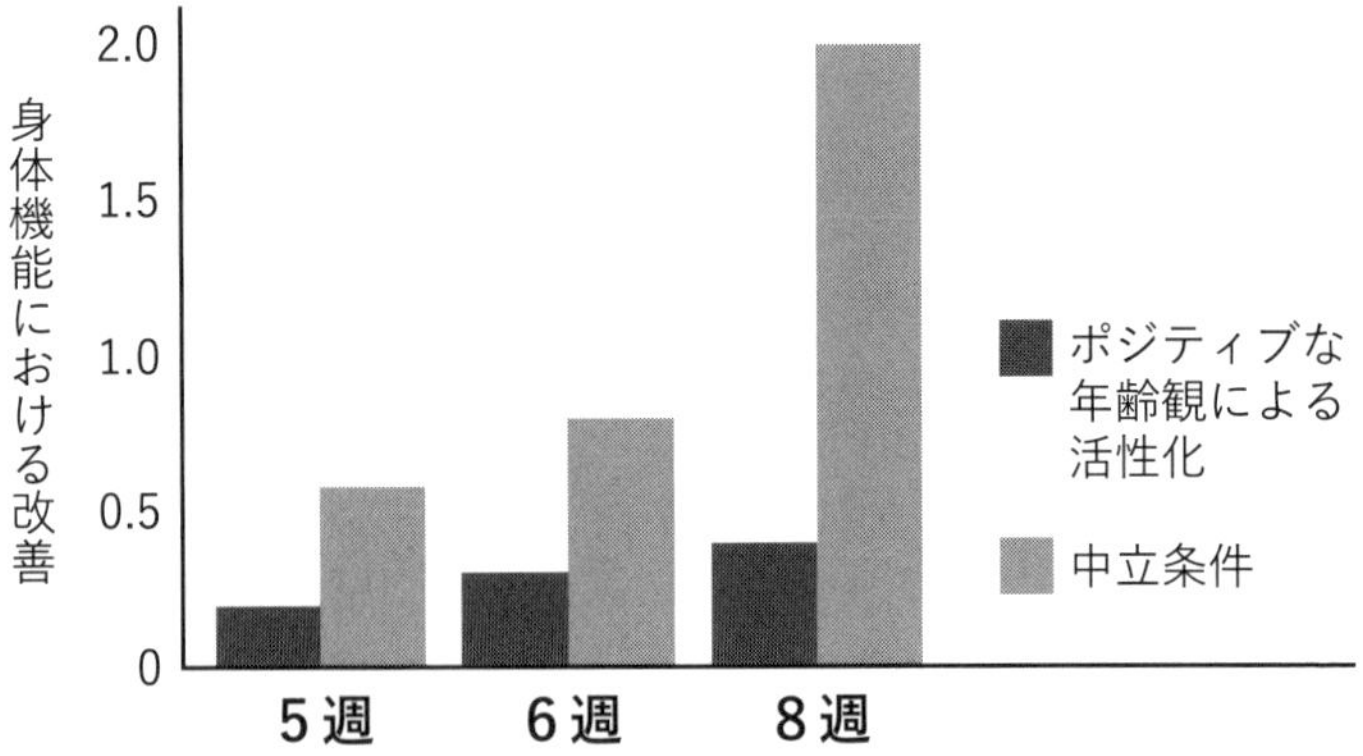

図 1：ポジティブな年齢観を活性化することは経時的に高齢者の身体機能を改善する

ポジティブな年齢観にさらされた参加者は、中立（な年齢観にさらされた）グループの参加者と比べて有意に良好な身体機能を示した。ポジティブな年齢観のこのような効果は研究期間である 2 か月にわたって増加した。

めの一助となるだけのこともある。

ウィルヘルミーナ・デルコを例にとってみよう。彼女は、テキサスの政治家で、10年前に80歳で初めて水泳を始め、プールでは一番の年長者であることが多い。近隣の住民たちは、〝YMCAで泳いでいる高齢の婦人〟として認識している、と彼女は笑いながら言うが、彼女の功績はそれよりもはるかに意味が大きいものである。マーチン・ルーサー・キング・ジュニアが暗殺された3日後、彼女は当時、独立学区評議会（the Independent School District Board of Trustees）に参加していたのだが、黒人で初めてオースティン市の公職に選ばれた。その当時から現在まで彼女はテキサス州議会議員として、市民サービスの拡充を先導することに40年間を費やしてきた。

ウィルヘルミーナは、関節炎に効くという理由で水泳を始めたのだが、10往復泳ぐ間の〝行ったり来たりすること〟を心地よく感じていた。80代、70代の人が飛び込み台から飛び込むのを見ると、とりわけ嬉しく感じるそうである。

「私は自分の年齢を誇りに思っています。珍しいことではありません」と彼女は私に語った。同様に、彼女が所属する市民団体の多くの委員の中で、黒人女性、あるいは高齢者、または両方である人は彼女だけだったが、自分自身のことを他とは違うとは思わなかった。

「私が例外的な他者にならないことが大切です」

彼女は、他の人の先に行く者、というよりは、むしろ集団の中にいて集団を引っ張っていく者として自身をみている。結束を説くかわりに、自身の例を通して導いているのだ。

彼女ができるのであれば、自分たちもできるということを、他の人に示すこの能力は、人種差別に取り組んだ経験にも基づいている。人生の大半において、働き、生活してきた場所の多くで、彼女は受け入れられていないように感じてきた。黒人である、女性である、高齢者である、という複数の点において偏見の標的にされることは、ストレスを急増させる可能性があるが、それぞれのアイデンティティの間で対処方法を流用する機会ともなる。

ウィルヘルミーナの人種差別をうまくかわす能力は、エイジズムをかわすことに役に立ってきた。晩年の20年ほどをウィルヘルミーナの家族と暮らした彼女の母親は、人種差別的な環境で生きのびる方法について多くのことを彼女に教えてきた。もし、何かする必要があったら、「それをするべきよ。偏見を持つ人は非難されるべきだわ。挑戦しなければいけない」と、彼女の母親はよく言ったものだった。

ウィルヘルミーナは、彼女の母親と、晩年にデルコ一家のもとに移り住んでいた義理の母親から年をとることについても学んだ。家には二人の祖母がいて、ウィルヘルミーナと子どもたちに対するサポートと愛の大きな源となっており、(そして、〝お小言〟の、と彼女はクスクス笑いながら付け加えた)年をとることについての彼女の考え方に影響を与えた。祖母たちはウイルヘルミーナや彼女の子どもたちに、料理から、収支のバランスの保ち方、困難への立ち向かい方、家族と地域の絆の強め方などすべてのことについてしばしばアドバイスした。ウィルヘルミーナは、当時の祖母たちの年齢となったが、彼女は年齢を偽ったことは決してないと言う。「嬉しすぎて、うそなんてつけないわ」とのことだ。

晩年の金メダルに向かって泳ぐ

ウィルヘルミーナに会った後に、晩年に水泳の楽しみを発見した別の一人の女性と話をした。いったんプールに入ると基本的には上がってこなかったのだが。99歳のモーリン・コーンフェルドは、ほぼ毎年のように、世界水泳記録を更新しているようだ。90歳の時に水泳を始めて、その時以来、27の記録を打ち立てている。[※8]彼女は、60代でロサンゼルスのソーシャルワーカーだった頃、夏に涼むために使っていた地元のＹＭＣＡのプールが閉まっていたため、次に近いところにあるプールに行った。全米水泳連盟に所属するマスターズの水泳選手のチームが他の曜日の朝に使っていたため、土曜日の朝だけそこを使うことができた。プールの独占について苦情の電話をかけると、コーチから「ストローク数はいくつ？」という理解できない質問をされた。

「何を言っているのかわからなかったのですが」と笑い、「土曜の朝に来れば、私を見てくれると彼が言うのです。それで、土曜の朝に行ってみたところ、入ってクロールで泳ぐように、と言うので、入って顔を上げたまま泳ぎました。そのほうが賢明と思ったからです。彼は、顔を水につけるように叫び続けました。私にはそれは、野暮な考えのように思われました。彼は海兵隊の軍曹をしていた人で、私に叫び続けていましたが、私はその後、背泳ぎをしました。彼はそれを見て気にいったようで、私はすぐさま、最も新しい新兵となりました。こうして、パリスアイランドに上陸したのです」と、彼女は笑いながら、アメリカ海兵隊が新兵を訓練する悪名高い基地の名前を口にした。

程なく、モーリンはマスターズ水泳大会に参加するようになった。そして、すぐにそれらのすべてで優勝を収める。しかし、楽しさは、競争の要素ではなく、泳ぐこと自体によるものだ、とモーリンは主張する。

「私が愛するものはそこにいる人たちや、その心地よさです。泳ぐことは気分を良くしてくれます。エンドルフィンがアップします。素晴らしい、快適なスポーツです。勝ち負けはまったく関係ないんです。水の中にいると、不死身のように感じられますよ。何もあなたに触れることはできません。ただ、心地よさを感じると思います」

モーリンは、私をはじめ相手を良い気分にさせてくれるような人だ。そこにいるだけで、周囲の物事に興味がそそられ、生き生きとし、楽しい気分になる。彼女は会話を自分以外の人のところに戻す。自身について長く語ることよりも他の人の生活について聞くことに興味を持っているようだ。最初に会った後、すぐに自身の生活の近況や、私が話をしたくなるかもしれない人たちについての役に立つアドバイス、ビデオ（子犬が人を舐める動画最新作のような）を毎週メールで送ってくれるようになった。そのビデオは、私も他の人を笑わせたくてつい転送してしまった。

私たちが話したのはＣＯＶＩＤ－19パンデミックのさなかで、カリフォルニア中に外出禁止令が発令されていた。しかし、モーリンにとって最もつらい点は、家の中に閉じこもっていることでも、朝５時に起き、暗い中、車で町を横切ってローズボールのプールまで行く日課がなくなることでもなかった。友人たちに会えないことだった。高齢期は、彼女にとってやりがいに満ちた、極めて社交的な人生の章となっている。カリフォルニア州で初めて資格を持ったソーシャルワーカーの一人として働いている時よりも忙しい毎日だと彼女は語った。彼女はいくつかのロサンゼルスの博物館や史跡のガイドで、一人で暮らしているが、しょっちゅう友達と会っている。後日、私たちが話している時にも、その一人が美術展のカタログを借りに来たりした。

モーリンはフロントポーチに座って熱心に読書をする。彼女いわく「私は、図書館カードを口にくわえて生まれてきたの。私が暮らしたところには銀のスプーンはなかったから」とのことだ。

実際に、次の読書会での議論の進行役にあたっており、新しいエリック・ラーソンの本を読み終えるため、私たちの会話を少し早く切り上げなければいけないこともあった。パンデミックで泳げない時、モーリンは体形を保つため、ブロンソン渓谷の近辺を歩いたり、ポーチの階段を11回連続で昇り降りしたり、腕の筋肉を鍛えるためにトマトの水煮缶を持ち上げたりした。

モーリンは、初めて会った後、晩年の人生についての彼女の考えを表しているロバート・ブラウニングの詩の1行をメールで送ってくれた。その詩は、〝一緒に年をとりましょう！ 最高の時はまだこれからです〟というものだ。

スタートラインを動かすこと

アメリカの反対側に住んでいるまったく別の二人の水泳選手たちから私たちが学ぶべきことは何だろうか？ 二人は共通して、運動を始めるのに遅いということはないこと、加齢期の身体は運動に非常に良く反応するということ、ポジティブな年齢観には、身体の健康面での改善を含む多くのトリクルダウン効果があることを示している。年齢観は、若い頃に運動をしたかどうかよりも、晩年の健康関連の機能を決める要因かもしれないことがわかっている。

ノッティンガム大学の30歳の英国人研究者、ジェシカ・ピアセツキは、最新の研究で、50代でランニングを始めた人が何十年もランニングをしている高齢の競技ランナーと同じぐらい健康である可能性を見出した。[※9] それによると、生涯現役選手から遅れて30年後にランニングを始めた人たちが、ほとんど同じようなタイムで、筋肉量、体脂肪量も同様だったのである。

ジェシカの研究チームは生理学的予測因子に焦点を当てていたため、その研究では年齢観は直接的には測定されていないが、その発見は彼女自身のランニングのプログラムだけでなく、加齢に対する態度を変えた。ジェシカは才能に加えて、謙虚な持久系競技のアスリートである。会話の後、彼女がイギリスで最も速い現役女性ランナーで、英国マラソン史上3番目に速い女性ランナーとなったのは、高齢のアスリートの研究を始めてからであることがわかった。人生の後半に運動をする人たちに対する彼女の尊敬の念は、研究を始めてからますます大きくなっている。マスターズのランナーたちと話をすると、彼らはみな、自らを前進させる年齢観を持っているようだという。そして、彼らと一緒に仕事をすると、自身のランニングに対するモチベーションがさらに大きくなることを感じる、と彼女は語る。

私はもちろん最速の水泳選手でも走者でもない（レースに参加する時の私の目標はゴールすることだ）が、高齢のアスリートから触発されるという感覚に共感することができる。

老年学者であることや加齢を研究する中で、私が好きなことの一つは、刺激的な高齢の方々に会えることである。

先日の朝、目覚まし時計のスヌーズボタンを押し、布団を頭からすっぽりとかぶってもう少し眠ろうか、ベッドから出て、仕事の前に家の近くのトウモロコシ畑の周りを走ろうか決めかねていた時のことだ。ウィルヘルミーナ、バーバラ、モーリンの活力にあふれ、きっぱりした声が頭をよぎり、ベッドから起き上がってスニーカーを探しに行った。

自動車事故を経て構造的エイジズムと闘う

ポジティブな年齢観は高齢者の健康を改善する可能性があるだけでなく、病気やけがからの回復にも役に立つ。時折病気になったりけがをしたりすることは、生活の一部であることに疑いの余地はない。議論すべきは、同じけがを負った場合でも人によって回復のパターンが異なるのはなぜか、という点である。

年齢とともに身体の機能は必ず悪化する、という間違った信念が普及していることと同様に、高齢者は急性の外傷や病気からの回復が悪い、という思い込みもある。この思い込みを覆した重要な研究の中で、老年科専門医のトム・ギルは、この間違った思い込みの理由は、間違った方法論と関係していることを発見した。すなわち、高齢者や障がい者についての研究のほとんどが、毎年、または数年ごとに参加者を追跡している。その場合、障害から短期間で回復する症状の発現を見過ごしている可能性がある。いわば、捻挫した足首は1か月以内で良くなるといった症状の発現である。1年あるいはそれ以上に長いタイムスケールを用いることによって、多くの研究者は、ほとんど回復せずに悪化する健康状態を図に表してきた。しかし、ギルが1か月よりも短い間隔で調べたところ、81％の参加者の最初の障害の症状は1年以内に完全に回復しており、回復した者のうちの57％がその後少なくとも6か月の間自立を維持していたことを見出した。つまり、ひどい転倒や外傷の後、入浴や食事を自立してできなくなった高齢者の多くが、いずれはこれらのことを再び行えるようになっているということである。[※10]

ギルと彼のチームのおかげで、急性の外傷を負ったり事故にあったりした場合でも、多くの高齢者が完全に回復することがわかった。しかし、これらの回復を促進するものはなんだろうか？

私は、それは年齢観ではないだろうかと考えた。幸いにも、ギルはニューヘブンの70歳以上の住民を対象とした研究を計画しており、私は『年をとることのイメージ検査（Image of

Aging measure)』を使って参加者の年齢固定観念を調べることができるかを尋ねた。

そして、彼のチームは、研究開始時に598人の参加者に対して、高齢の人について考えた時に最初に思い浮かぶ5つのことばを言ってもらった。その後、私たちは10年間にわたり、何か新しいけがや病気をしたかどうか、もしそうであれば、一部、あるいは完全に治ったかどうかを明らかにするため、参加者に毎月確認した。

その結果、開始時にポジティブな年齢観を持っていた人たちは、次の10年間にわたり、統計的有意（訳者注：統計的解析によって示された差）にけがから回復しやすいことがわかった。

この年齢観のパターンは、年齢、性別、人種、教育歴、慢性病、抑うつ症状、身体的脆弱性の影響以上に、回復に影響を及ぼした。ポジティブな年齢観は、回復を促進するものとして作用するのではないかと予測していたが、その影響の大きさに驚いた。ポジティブな年齢固定観念を持つ参加者は、ネガティブな年齢固定観念に固執している人よりも重症な障害から完全に回復する可能性が44%高かったのである。[※11]

嵐の中の船のマストのように、年齢観は、高齢者が障害から最終的に回復するまでの強さを保証するものとなりうる。

オスカー俳優のモーガン・フリーマンを例にとろう。彼は、暑い夏の夜、日産マキシマでミシシッピー州の高速道路を走っていたが、突然車が制御不能となり、車は何回もひっくり返り、瞬く間にねじ曲がった金属の塊となった。不運にもエアバッグが作動しなかった。フリーマンを引き出すために、ジョーズオブライフ（訳者注：倒壊した建物や事故を起こした車両などから人を救出するための装置）が使われた。押しつぶされたフリーマンは、複数の骨折がある状態で最寄りの病院にヘリで運ばれた。

彼のファンや愛する人たちは回復を祈った。もし命が助かったとしても71歳の彼には回復不能な麻痺が残ってしまうだろうとは思っていた。[※12]

しかし、モーガン・フリーマンは回復しただけではなかった。ますます活躍したのだ。回復した後、彼は37以上のテレビ番組や映画で主役を務めている。『RED／レッド』や『ジーサンズ　はじめての強盗（邦題、原題：Going in Style）』のような高齢の登場人物が悪と戦い、名を残すという内容のアクション映画で主役を演じることに特に誇りを持っている。

後者の映画では、彼に加えてアラン・アーキンとマイケル・ケインが、3人が勤めていて退職した会社の年金が取り消され、高齢の顧客に詐欺を行っている銀行に強盗に入って構造的エイジズムと闘っている（エイジズムと闘う法的方法については本書で後ほど説明する）。

現在フリーマンは84歳（訳者注：1937年生）になり、高齢期を楽しみ、精神性を探究し（最近、世界の宗教についての番組を制作し、ナレーターを担当した）、彼が愛してやまないこと、映画の製作を行っている。彼は、「引退しても食べていけるのですが、今はただ働くのが楽し

いんです」と説明している。[※13]

自動車事故の8年後に行われたインタビューで、「ハリウッドの伝説的な存在、ハリウッドを牽引する存在となった今、自分の作品が、年をとることについての固定観念に異を唱えるものだと感じることはありますか？」と聞かれた。それに対して、フリーマンは「そうだといいですね。本当にそう願います」と答えた。[※14]

老いを好奇心や活力と結びつけ、晩年における身体回復力をみせたモーガン・フリーマンは、私たちがニューヘブンでの研究で発見したことの典型を示す人物である。しかし、健康的に年をとるために、誰もが映画スターやトライアスロン選手や世界記録を保持する水泳選手である必要はない。60歳でランニングを始めること、70歳で初めてプールに飛び込むこと、または何歳でもウォーキングをすること、のいずれを決心するかにかかわらず、ポジティブな年齢観を持ち、自分の身体がそれに応えてくれるという信念を持つことと比べると、いつ何を行うか、はとるに足らないことである。

第4章

たくましい脳…遺伝子が運命ではない

ある秋の日、大学の生物学の教授が、当時新入生だった私の祖父を研究室に呼び出し、どうやってそんなに最終試験の準備がうまくできたのか教えてほしいと言った。

「レヴィ、君の解答は完璧だ。これまで誰も完璧な解答を提出したことがなかったよ」教授は祖父の試験用紙を証拠品のように手にしながら言った。教授は生物学で最先端の研究を進めており、難しいことで評判の講義を担当していたが、祖父が、教科書の該当部分の文章を次から次へと暗唱し始めると、驚きのあまり唖然としていた。祖父が暗唱し終えた頃には、彼はほっとして笑っていた。そして、教授は、なぜこの学生が完璧な得点をとったのかを理解した。

その後の人生、祖父の（写真を撮ったかのような）正確な記憶力は、孫の私はもちろんのこと、目にしたすべての人に強い印象を与え続けた。私の祖父はリトアニア出身の貧しい移民の子であるが、多くの幸運に恵まれた。彼は、家族の中で初めて大学に行ったのだ。

そしてその後、法科大学院に行った。私が子どもの頃、祖父はホレイショ・アルジャーの小説を読んでくれた。その小説はホレイショの子どもの頃の話で、〝幸運と勇気〟によって社会的に成り上がった貧しい若者の人生についての話だった。祖父は、自分もまた幸運に恵まれたことを自覚していたので、他人に喜びをもたらすことを仕事としていった。

彼は、当時の子どもたちが大喜びで夢中になった、怪物とスーパーヒーローがあふれんばかりに満載された、明るい色の漫画本を大量生産する出版社を始めた。が、人生の終わりに差し掛かった頃、彼の運は尽きてしまった。

ある日、ランチの席で、祖父は、全メニューを後ろから何も見ないで読み上げる代わりに、テーブルの下をよく見るようにいった。足元に彼の漫画本に出て来る生き物のような小さな緑色の人たちが、動き回ったり、重量挙げをしたり、力んでうなっているというのだ。

その頃には、祖父エドはその名だたる記憶力を失い始めていて、間もなくアルツハイマー病と診断された。孫娘の私は、祖父の病気が徐々に進行していくこと、未来へと続く現在を消し去り、凍結した過去に閉じ込めるその病気が持つ力におびえた。

加齢脳について、より客観的に、より希望が持てる視点から考えるようになったのは、心理学者となり、このテーマを研究し始めてからだった。多くの人たちにとって、脳は年をとるにつれてある種の強みを見せ、これらの強みは私たちを取り巻く文化的要因によって低下したり、強化されたりする。

脳のバイオマーカーと認知症がない村

1901年に、ドイツのフランクフルトで、アウグステ・データーという51歳の女性がアロイス・アルツハイマーという名の医師の治療を受けに来た。データー夫人は、妄想を持つようになり、家の周りにある物を隠し始めるようになった。そして、次第に、記憶を失くしていくようだった。精神的に打ちのめされ混乱した夫は、彼女を隔離施設に入居させ、そこで彼女はアルツハイマー医師の患者となった。彼は、彼女の悲しく痛ましい変化に興味を持った。自分の名前を書く、というような簡単な課題を行うようにいわれたが、夫人はできなかった。彼女は「自分が誰だかわからなくなった」と、聞いてくれる誰かに対して、時に誰もいなくても、延々と繰り返した。[※1]

データー夫人の死の5年後、アルツハイマー博士は、彼女の脳を解剖した。脳は著しく萎縮していた。彼女の脳組織切片を鍍銀《とぎん》染色後に、脳が異常な沈着物で満ちていることを発見した。それは、脳細胞の間に蓄積される蛋白の凝集物であるアミロイドプラークと、脳細胞の内側に蓄積されたねじれた構造の蛋白である神経原線維変化だった。[※2]

彼は自身の名前をとどめることになる病気を発見し、残りの人生をその患者についての論文を出版することに費やしたが、医学界からはほとんど無視されていたので、彼は落胆した。

それから75年間、アルツハイマー病についてのさらなる研究はほとんど行われなかった。当時の医師たちの、脳研究の急成長分野から高齢者を除くことが一般的となっていたことと同様に、その病気は年齢とともに生じる避けがたい動脈硬化によるものだという間違った前提による。[※3]しかし、この病気は時限爆弾のようなものだった。今日、約600万人のアメリカ人がアルツハイマー病に罹患している。これは、65歳以上のアメリカ人の概ね10％に相当する。

ところで、アルツハイマー病はどの文化圏においても同じように影響を及ぼすわけではない。例えば、認知症はアメリカではインドの5倍以上多くなっている。[※4] この論文の科学者たちは、この文化的相違は食事によるものと推測したが、私は年齢観がこの際立った相違に役割を果たしているのではないかと思った。インドでは、高齢者は敬意を払うべき対象として待遇を受け、金融投資から家庭内の対立に及ぶあらゆることについて日常的に意見を求められている。[※5] それはまさに、しばしば高齢者を中傷するアメリカの一般的な年齢観とは異なる文化の年齢観である。

私の大学院時代の同級生で、現在カリフォルニア大学バークレー校の医療人類学プログラムを率いているローレンス・コーエンは、ザグレブで開催されたある世界的な学会に参加した時のことを語る。その学会で、インド出身の人類学者がインド北東部のある部族の高齢者の長寿についての発表を行った。[※6] 彼が話し終えると、一人のアメリカ人老年学者が、そこの高齢者における認知症の有病率について質問した。

ところが、演者はその質問の意味が理解できないようだった。別の北米の老年学者たちが助けようとして割って入った。通訳に問題があるように思ったのだった。彼らは、「老年期認知症（Senile dementia）と言えばわかりますか？　あるいは、アルツハイマー型認知症

（Alzheimer's disease）で伝わりますか？」と候補を挙げてみた。

それでも、演者はそれらのことばを知らなかった。「私たちがお聞きしたいのは、老化に伴う認知機能低下のことです」と別のアメリカ人聴講者が再度説明を試みた。

やっとのことで、そのインド人の人類学者は質問を理解したというようにうなずいた。聴講者はほっとした。ことばのギャップが埋まったと思ったのだ。

「この部族には、老年性認知症の人はいません」とインド人人類学者は説明した。彼にとっては、明らかな事実だった。伝統的な原住民の複数世代家族が属する孤立した社会が残っていて、そのような社会では、エイジズムが存在せず、高齢者はとても大切にされ、評価され、地域の社会生活に溶け込んでいる、と彼は説明した。

だから、彼らが認知症になることなどありえないのです、と彼は言った。

認知症への罹患しやすさにおける年齢観の影響を調べるため、毎年脳スキャンを行っているボランティアグループを長期間検査しているボルチモア加齢縦断研究に、私は再注目した。他のグループの参加者たちは、死後、自身の脳を解剖して研究されることを通して科学に貢献することを志願した。これらのボランティアたちの年齢観は、研究初期の身体的に健康で認知症を発症していない頃、つまり、自身の脳がスキャンされたり、解剖されたりする何十年も前に記録されていた。私たちのグループは、ネガティブな年齢観を持っている人たちは、ポジティ

ブな年齢観を持っている人たちよりも老化の目印となる老人斑や神経原線維変化が発現する可能性が高いことを発見した。[※7]

事実、記憶を司る部分である海馬が萎縮するスピードが3倍速かったのだ。

これでおわかりいただけたかと思う。個人的、かつ、文化的な要因である年齢観は、これらのアルツハイマー病のバイオマーカーが発現する可能性に影響を与えうるものである。

文化的な年齢観によって危険な遺伝子に打ち勝つ

脳細胞を死滅させていく進行性の神経変性疾患であるアルツハイマー病は、遺伝的な基盤を持つ。すなわち、APOEε4という遺伝子を持って生まれた人たちは、持っていない人よりもアルツハイマー病を発症しやすい傾向がある。健康については遺伝子が重要であることは明らかである。〝遺伝子が運命を決める〟という人たちのことばを聞いたことがあるかもしれない。あなたのすべてが遺伝子によって決まる、というのがこの考えの流れである。

高校の生物の授業で、異なる種の株のエンドウ豆を研究し、交配して遺伝の法則を発見した19世紀のオーストリアの司祭、グレゴール・メンデルについて学ぶ。彼は、高さや葉の色のような特徴を決めるのは遺伝子であることを発見した。長い間、私たちは同じことがヒトにも当てはまると思っていた。すなわち、遺伝子が私たちの知性、魅力、性格、健康を支配していると考えていたのだ。

メンデルのエンドウ豆をもとにした観察の多くは近代遺伝学の基礎となったが、ここ数十年の間に、エピジェネティクスと呼ばれる分野で大きな進歩がみられた。遺伝子による転帰の決定に環境的要因がどのように影響を及ぼすかを明らかにする分野だ。例えば、もし仮にメンデルが、種の半分に向かって歌うことを試み、音楽を聴かせた苗から現れたエンドウ豆の苗がまったく無音の中で育てられた苗よりも丈が高かった、ということがわかったとしたら、エピジェネティクスに取り組んでいただろう（私が知る限り、メンデルはこの音楽実験を試みてはいない）。

ある興味深いエピジェネティクスの研究では、母親によって毛づくろいをされたり舐められたりして、より大切に育てられた赤ん坊のマウスは、新たに回復力が高い遺伝子を持つようになり、それを子孫に受け継ぐことが示されている。[※8] 多くの異なる要因が遺伝子の発現に影響を与える可能性がある。そして、科学者たちによって、文化的、環境的要因が私たちの健康を決定する際に重要な役割を果たしていることが続々と解明されている。その一例として、アメリカ合衆国のラテン系の子どもたちの喘息のリスクを考えてみよう。先天的遺伝因子としてプログラム化されたものもあるが、マイノリティー地域で高くなりがちな空気汚染のような環境の

要因もあり、リスク遺伝子の発現率を増加させている可能性がある。[※9]

それと同様に、私は、年齢観（そのほかの環境的要因の中で）が、アルツハイマー病に関連する遺伝子の発現の仕方を決定することに一役買っている可能性があることを発見した。

茶色、ハシバミ色、緑色、灰色になりうる目を持って生まれてくることと同じように、私たちはみなわずかに異なった型のAPOE遺伝子、すなわちε3、ε2、ε4といった変異体を持って生まれる。私たちの多くがε3変異体を持って生まれてくるが、この型はアルツハイマー病罹患率に影響を与えない。認知症に対して保護的に働き、長寿を促進するε2変異体を持って生まれる幸運な人たちは全体の10％である。アルツハイマー病を引き起こすのは、不運な変異体、ε4変異体だ。人口の約15％がこの変異体を持って生まれる。興味をそそられるのは、これらの人々のうちアルツハイマー病を発症するのは半分だけだという点である。なぜだろうか？

答えを見つけるために、4年にわたる5000人以上の高齢者の全国規模の標本を追跡調査し、私の予想をはるかに上回る影響があることを発見した。危険因子であるAPOEε4遺伝子の保持者の参加者のうち、ポジティブな年齢観を持った人たちは、ネガティブな年齢観を持った人たちと比べて認知症の発症率が47％低かったのである。

図2を見てわかるように、実際、その認知症発症率は、ポジティブな年齢観の危険因子を持

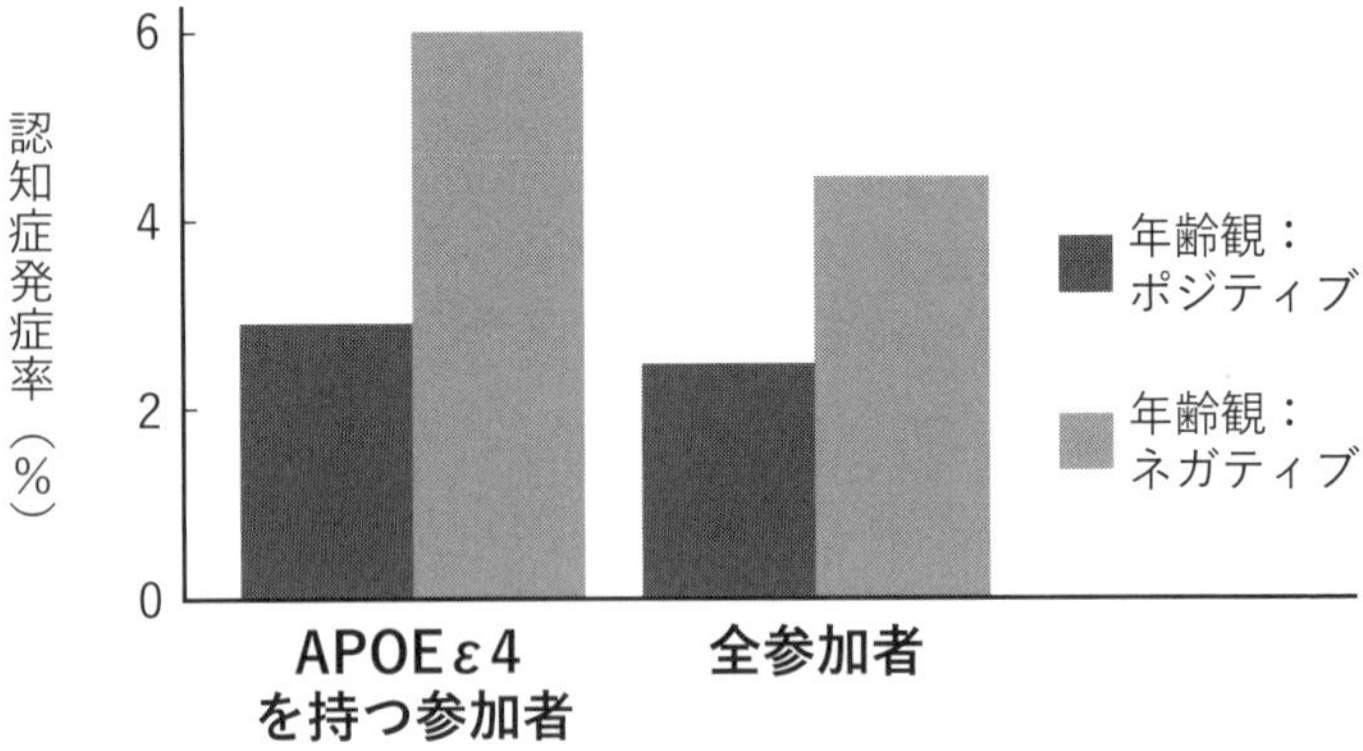

図2：ポジティブな年齢観は認知症のリスクを減少させる

ポジティブな年齢観は、APOEε4遺伝子を持つ参加者を含むすべての参加者の認知症のリスクを減少させた。

たない参加者と、ほぼ同じであった。言い換えると、生物学的には彼らは認知症の標的となるが、それでもなお、彼らの半分は、ポジティブな年齢観によってもたらされる盾のおかげで、認知症を発症しないのである。※10

この研究は、社会的要因（この場合、年齢観である）がAPOEε4保持者、および高齢者全般における認知症発症リスクを減少させるかどうかを、初めて調べたものである。私たちは、認知症発症リスクを減少させることにおいて、年齢観が、年齢、性別、うつ的傾向、早期の認知機能得点といった、しばしば研究されている認知症の危険因子よりも、はるかに大きな優位性を持っていることを見出した。

アルツハイマーの兆しを年齢観とジャマイカの香辛料で予防する

アルツハイマー病を発症した膨大な数の人たちには、私の祖父から人生の終わりに向かう記憶と人格を奪ったのと同じような症状が表れるが、脳内に明らかなアミロイド斑の沈着がある人でも、認知機能が比較的正常な人もいる。彼らの脳はアルツハイマー病の特徴的なバイオマーカーを示しているが、臨床的徴候はほとんど出現していないか、あったとしてもわずかである。

なぜこのようなことが起きるのかをさらに解明するために、アメリカ国立老化研究所による支援を受け、現在北米、カナダ、オーストラリアの60拠点で進行中の主要な研究である「無症候性アルツハイマー病に対する抗アミロイド治療研究（A４研究）（the Anti-Amyloid Treatment in Asymptomatic Alzheimer's Disease（A4）study）」[※11]に登録されている何人かと話をした。目標は、アルツハイマー病の徴候が現れる前に予防する方法を見つけることである。そのため、アルツハイマー病の神経学的特徴の一つであるアミロイド値が上昇しているが、認知機能が正常であり、認知症の症状が観察されない人々を研究者たちは調査している。

私は、最初に、ジャマイカ生まれでシカゴ在住、経理事務員を引退した82歳のエイミーと会った。当初は、姉がA４研究に参加することを希望していたが、姉に認知症の徴候が見つかり、スクリーニング検査で非該当となったため、自分がその研究に関わることになった。エイミーは彼女の代わりを申し出て、彼女の脳には明らかなアミロイド斑の沈着がみられたが、症状は何も出ていなかった。６年間のＭＲＩ、質問紙検査、記憶ゲーム、１回の不快な脊髄穿刺を経て、その後も自分自身の精神をしっかりと把握できていることをありがたく思っている。

近頃は、教会に行き、娘としょっちゅう電話で話し、たくさんのジャマイカ料理を作るという静かで満ち足りた生活を送っている。彼女は、電気や水道がないモンテゴベイ郊外の緑豊かな山奥で育った。彼女の父親は、校長であり、教会の助祭で、人々が心遣いと敬意を以て接する地域の高齢者であった。高校卒業者数の低下のような地域の問題に対処することを求められた際に、父はよく村の他の高齢者たちと一緒になって、創造的な解決策を見つけようと取り組んでいたことを思い出す。

エイミーは、アメリカ合衆国でほぼ全生涯を過ごし、他のカリブ移民たちと交流することが多く、その過程でこの国で高齢者がどのように扱われているかに接し、いつも戸惑っている。

この10年間、シカゴ近郊の貧困地区に住む子どもたちに読み方の学習を支援する組織でボランティアをしてきたが、高齢のボランティアたちに対して無礼で横柄な話し方をする子どもたちがいることにしばしばショックを受けている。教師たちは、そういう子どもたちを叱らずに、笑って対処することもある。

高齢者に対するこのような態度は、エイミーがジャマイカで経験したこととは正反対だ。多くのカリブ文化では、高齢者に対する敬意を価値体系の頂点に位置づけ、彼らの世話をすることを、尊敬に値する活動としてみなしている。エイミーは、姉よりも認知的に良好で、動くこともできるので、今は姉の面倒をみている。子どもの頃は特に仲がよかったわけではないが、今では、これまでにない深い気持ちで理解し合える大親友だと彼女は話す。退職によってエイミーの人生に空いたスペースを家族が満たしている。彼女は、姉と長女にできる限り会うようにしている。

アルツハイマー病のバイオマーカー値が高いにもかかわらず、エイミーの認知症の臨床的な発症を防いでいるものは何だろう？　年齢観が重要な役割を持つと考えられることの理由がここにある。今のところ治療法がないアルツハイマー病をコントロールする最も有効な方法はストレスを減らすことである。[※12]ストレスは脳の炎症を促進し、慢性的な炎症は多くの病気に関与し、それによって神経疾患の発症へとつながる。[※13]発症後には、病気自体がストレス反応に関わる神経系と内分泌系の経路を乱す。このようにして病気の進行が加速する。この悪循環に対抗する最良の手段は、良好なストレス管理である。そして、これがしばしば医師たちがストレスに目を光らせ、定期的な運動や健康的な食習慣によってストレスを減らす方法を注視する理由である。

これらに加えてストレスを軽減する要因として考えるべきものが年齢観である。

私がハーバード大学医学部の博士研究員だった時に、ボストン在住の高齢者を対象として行った実験的研究では、ネガティブな年齢観はストレスを増幅し、一方、ポジティブな年齢観はストレスに対する緩衝材として作用することを発見した。[※14]

ポジティブな年齢観を持つことによって、そのストレス防御特性ゆえに、危険因子であるAPOEε4遺伝子を持った人たちでさえも、運命づけられていたかのような生物学的な宿命を回避することができている。これが、アルツハイマー病の脳病理を示しているにもかかわらず、認知的徴候がないエイミーに起こっていることだ。ストレスにうまく対処し、町中を歩いたり、ジグソーパズルやクロスワードパズルをしたりして、身体的、精神的に活動的でいることにエイミーのポジティブな年齢観が役立っている。彼女は、スクラブルが得意で、彼女と数回以上対戦すると、誰もが定期的に対戦することを遠慮したほどだ。（訳者注：スクラブル＝単語を作成して得点を競うゲーム）彼女の姉は時々、ジャマイカの方言をことばの中に忍び込ませようとするが、エイミーはこだわりの人で、それがスクラブルの辞書にない場合は、ルール違反であるとした。

健康的なライフスタイルは難しいことをする必要も、費用をかける必要もない。エイミーの場合は、ささいな喜びが最も健康的なものである。ＣＯＶＩＤ－19のパンデミック前は、フラワーアレンジメントや帳簿付けなど、教会でできることを手伝うために出かけていた。私たちが話をした時には、パンデミックによって皆が室内にこもっていたため、料理をして姉に食べ物を持って行ったりして過ごしていた。その日の午後、彼女は小麦粉団子と焼きジャマイカンジャークレッドスナッパーを調理していた。

エイミーのライフスタイルには、ジャマイカの家庭教育に根差す彼女のポジティブな年齢観が深くしみ込んでいる。例えば彼女は、高齢者は貴重な意見を持っていると深く信じている。その結果、エイミーは年をとるにつれて率直に発言するようになった。彼女は常に控えめで、グループでの会話では口を挟むのをためらった。決して、〝話上手〟ではなかった。

しかし、年をとるにつれて、より外向的になり、自分の意見を遠慮なくしきりに言うようになった。幼少期に会った、ジャマイカの高齢者たちを代弁する歯に衣着《きぬ》せぬ霊媒者のごとく、彼女は最近では友達や周りの人たちに、彼女がどう感じるか、なかでも、エイジズムに遭遇した場合に、どのように感じるかを知ってもらうようにしている。エイミーのことを知った時、私は「高齢期は、激怒するのに最もふさわしい時期です」と言った反エイジズム活動グループ、グレーパンサーズを設立したマギー・クーン※15のことをなんとなく思い出した。

二人の若い医師に匹敵する高齢医師ジョナス

75歳のアメリカ中西部出身の小児科医であるジョナスは、高齢期もまた絶好の成長の時であることを示している。彼はある日、アルツハイマー病研究のための検査を受けるよう呼びかけるチラシを見た。当時、彼はアルツハイマー病を発症した父の喪に服しており、試しにやってみることにした。現在は、A4研究の参加者であり、エイミーと同様に、アルツハイマー病のバイオマーカーであるアミロイド値は高いが認知機能の低下は見られない。

ジョナスは、その病気の標的となったが、その症状に抗うことができている人たちの一人である。

彼は、教えることは続けているが、臨床診療からは数年前に引退していた。彼は言う。「臨床のキャリアを終えようとしていたまさにその時に気付きました。たいていの人は何かに熟練するとすぐに引退することになるんです」。その蓄積された知識と診断能力から、彼の代わりとして二人の若い医師を大学が雇う必要があったことを、娘がしばしば話題にする、ということを付け加えながら。

彼にも、引退する1、2年前に、働いている人が最も熟練するまさにその時に引退することになるということに気付かされる出来事が起こった。若い同僚から、どう考えてよいかわからない患者を診てほしいと頼まれた時だった。その患者は赤ん坊で、母親の膝の上に座っていて、小さな頭を規則的にがくんと落とすような動きをしていた。「数分もしないうちに、はっきりと診断することができました」とジョナスは言う。

赤ん坊は発作性疾患だった。ジョナスはそのことがすぐにわかったが、同僚をそばに呼ぶ前にしばらくの間赤ん坊を診察し、母親に話しかけていた。ジョナスの診断を聞いた時、その若い医師の目が輝いていた。その日の終わりまでには、ジョナスは小児科で評判となっていた。

診療を終え、パソコンに記録を打ち込んでいたところ、二人目の若い同僚が、座ったままパソコン用の椅子を転がして彼に近づき、「先生、教えてください！　どうしてわかったんですか？」と言った。

ジョナスはかつて診察したことがあったのだが、若い同僚たちにはなかっただけのことだった。より高齢の医師が、経験の賜物によって、診断や大局を見据えることに優れているという、これに似た状況はおそらく数多くあるのだろうと彼は理解した。

最新の生化学的知見に追いつくことで若い医師たちと競うつもりはない、と彼は言うが、病院や大学病院で高齢の医師たちを静かに追い出そうとすることは非生産的で有害であると考えている。彼が今教えている大学では、認知機能低下の徴候の有無にかかわらず、単に年齢を根拠として高齢の医師たちの認知機能検査が行われている。医師たちの少なくとも一人が、年齢を理由として被雇用者を差別していることに対して大学を訴えることで応戦している。

「若い頃は若造としてはじきとばされます。反対に、いったん年をとると、理不尽なことに、時代遅れな人とされます。その人の熟練度に見合う敬意が払われるのはわずか10年か20年になります」と、ジョナスは臨床現場の暗黙の序列を表現した。

ジョナスは私の研究分野を聞くと、自分の年齢観は時とともに劇的によくなってきていると語った。

「私がうら若い小児科医だったころ、つまり駆け出しの頃のことですが、私は高齢者について、足元がおぼつかなく、自分では何もできないというふうに思っていました。しかし、これらの固定観念は、年老いてなお活躍している年配の指導者や同僚に接したときに消え去りました」

今ではジョナス自身が年配になり、することのほぼすべてに喜びを見出す人のように人生を楽しんでいる。しかし、彼は、引退した医師には手を差しのべて臨床経験を共有するという役割があるのではないかと考えている。

ジョナスは教育病院で働いているが、そこでは症例検討会に参加している。症例検討会は、毎週開催され、患者の症例が紹介されており、医師、研修医、医学生が先進的な治療の最新情報を迅速に入手できるようになっている。彼は、近隣の医学部で、初々しい1年生の学生に医学的診断についての講義を行うことで数十年間の蓄積された知識を共有している。

彼はほかにもフランス料理や、育成ライトの下で蘭の花を育てることに熱中しており、午後はずっと増え続けている家族の家系図作りに没頭している。また、接写撮影にこっている（自然に存在する意外な形と質感に焦点を当てるのが好きなようだ）。朝、首にカメラをかけて長い散歩に出かけている。

彼は熱心なアマチュアパイロットでもあり、太陽と同じ高さから世界を眺め、操縦する様子を、にこやかに語った。

彼は、研ぎ澄まされた視空間認知の技術を病状の診断や治療のために発達させ、現在はそれを、専門的に空を見渡すことに応用している。彼によると、ある日の午後、飛行中にラジオで墜落した小さな飛行機を探索中であることを聞いた。その飛行機を見つけて近くに着陸し、パイロットを救出して、パイロットが参加するために向かっていた結婚式場まで乗せていった。

彼には年をとることについての良いモデルがあったことが役立っている。その一人は彼の母親である。彼ととても仲が良く、97歳でアルバカーキに一人で暮らしている。若い頃、そして中年になってからも、医師として、ジョナスは年配の指導者たちを慕った。一人の年配の同僚から、地域医療センターが極めて重要であることや、地域医療の哲学を学んだ。

彼は、そこにいた高齢の心臓専門医から、患者に対する共感や思いやりについて多くのことを教わった。そして、小児科医として、孫たちに接してきた祖父母への尊敬の念が大きくなっていった。

「彼らが来るときが最もたいへんでした。私はいつも祖父母、とりわけ祖母から厳しい目で見られていることを感じていましたから」と彼は笑いながら私に語った。

脳は幸運な遺伝子だけでなく年齢観によっても活性化する

ジョナスやエイミーのような人たちは私たちの神経細胞や遺伝子が必ずしも運命を意味しな

いということを示す良いお手本である。実際、時が経つにつれて、認知機能に年齢観が与える影響は、最もよく知られている遺伝子の15倍ほど大きいことがわかっている。

私たちの年齢についての固定観念はそれほど力強いものである。[※16]

APOE遺伝子のことを覚えているだろうか？　ε4変異体はアルツハイマー病のリスクを上昇させる。一方、ε2変異体は年をとるにつれてアミロイドプラークを除去し、脳内のシナプス間結合を促進することによって、認知機能向上に貢献する。[※17] 幸運にもAPOEε2遺伝子を持って生まれて、さらに吸収したポジティブな年齢観から恩恵を受けている人たちは、APOEε2遺伝子を持っていてネガティブな年齢観を持つ人たちよりも認知機能テストの成績が良いことを、私は別のAPOE研究から発見した。

このことは、私たちが持っている年齢観が、行動に影響を及ぼすようにプログラムされている遺伝子の発現を変える可能性があることを示唆している。

APOEε2遺伝子を持って生まれていない私たち（つまり、約90％の人たち）でも、ポジティブな年齢観を持てば、APOEε2遺伝子を持って生まれた人たちと同じぐらい認知症を発症する危険性を減らすことができる[※18]ことは、良いニュースである。ポジティブな年齢観を持つことが運動や社会的活動や知的活動に関わることを促し、ストレスを減らすこと（これらはすべて脳の健康を増進する）を思い出してもらえば、合点がいくことだろう。

すなわち、年齢観は、文化的ε2変異体のようにはたらく。長い間、科学界は、加齢脳を調べるに値しない悲劇的なものとして扱ってきた。すなわち、ヒトの脳は、幼少期から青年期にかけてゆっくりと時間をかけて成長し、青年期早期のどこかでピークを迎えており、神経細胞の新しい結合の形成が止まる時には、着実に低下が始まっている、という間違った思い込みである。

脳科学の研究者たちが、早期の脳を研究するのと同じぐらい熱意を持って加齢脳を調べるようになったのはごく最近のことだ。そして、高齢者の脳の神経細胞が新しい結合を形成できることが見出されている。[※19]

可塑性と再生は、動物界全体の全ライフステージにわたる脳の中核をなす資質である。例えば、カナリアの成鳥の脳は、発情期ごとに必ず〝生まれ変わり〟、新しい求愛歌を覚えることができ、最新の求愛のことばを使っている。[※20] 傾斜台や車輪、玩具があるような興味をそそる空間にさらされる機会といった豊富な経験が与えられた場合には、実験室の高齢のラットの神経細胞の成長に同じようなことが生じる。[※21] 加齢脳はしばしば再生することが明らかになっているのだ。[※22]

私たちは、脳を他の器官と同じように適切にケアし、栄養を与えることが必要だ。ネガティブな年齢観を持った結果、運動をしたり頭を使ったりすることなく、より多くのストレスを体験している高齢者では、神経再生が少なく、神経細胞が脱落することもありえることがおわかりになるだろう。ジャグリングを覚えたり、スクエアダンス講座に参加したり、高校のフランス語を習ったりするようなポジティブな年齢観を持つ高齢者は、神経細胞の成長が顕著に促進されていることがご理解いただけると思う。[※23]

私たちは生物学的な生き物だが、生物学をはるかに超えた存在でもある。

加齢についての正しい見解を持つことによって、高齢となった時に、生物学的なプログラムを改善することができるのである。

第5章

晩年も発達し続ける精神

私はこれから述べるように、遠回りをして加齢に興味を持つようになった。高校生の夏、私は、創造性と心の健康を研究している心理学者をボランティアで手伝って過ごしたことがあった。

彼のオフィスは、ハーバード大学付属の精神科病院であるマクリーン病院で、改築されたビクトリア朝の家々が点在し、美しい木々が生い茂るボストン郊外のキャンパス内にあった。私はその環境が大好きだった。さらに、シルヴィア・プラス、レイ・チャールズ、ジェームス・テイラーといったお気に入りの詩人やミュージシャンたちがそこで治療を受けたことに興味をそそられた。

大学卒業後、私は求職のためマクリーン病院の人事課を訪れた。が、募集しているポジションが一つだけだと聞いてがっかりした。臨床経験がない私にたまたま空いていたポジションが高齢患者の病棟で、未経験者・非熟練者向けの仕事だったからだ。

その仕事はひどく憂うつなものになるだろうと思った。当時21歳の私は、精神疾患が高齢者に蔓延していて、うまく治療することができず、対症療法しかないものと思い込んでいた。それが当時の私の年齢観である。私は、ずっと隅っこにいたり、廊下に放置されていたり、医療機器につながれた状態になっていて自分では何もできない高齢患者たちがいる、悲しくて騒々しい病棟を想像していた。でも、私にとってそれが唯一の仕事の口だったため、とにかくやってみることにした。

1年間、患者の居室に食事を配り、健康記録を記載し、電気刺激療法に付き添った。脳に電気的にショックを与える治療で、小発作を生じさせることでうつを軽減するとされる。この治療は、他のタイプの治療に反応しない患者には役に立ったが、テープで頭に取り付けられたワイヤーを通して電気が流され、患者が痙攣するのをみて私は動揺した。

その一方で、8時間のシフトの間、見守ることを割り振られた7人の患者について観察記録を書くことは、自分の仕事の中で好きな点の一つだった。一緒に働いているメンタルヘルスワーカーの多くは、それを時間がもったいない仕事として嫌がり、よく大雑把に一、二文で各患者のことを走り書きしていた。例えば、〝リサは昼食をほぼ完食し、グループ運動セッションに参加した〟といった感じだ。私は、患者からの聞き取りの機会となるので、その仕事が本当に好きだった。患者の一人と話すときはいつも、彼らのこれまでの人生などの背景や、家族のことをどう思っているか、受けている治療をどのように感じているか、について何か新しいことを知るように努めた。私は少しばかりこの観察記録に熱心過ぎだったようで、時にそれは数ページに及んだ。これらのノートは、間違いなく私自身の学びをしっかりと記録するのに役立った。

この1年間の仕事で、最初の思い込みとは反対に、精神疾患は実際には若い人よりも高齢者ではずっと少ないことや、精神疾患の高齢者の多くがうまく治療できる可能性があることを学んだ。

ほぼ毎週、病院スタッフはチームミーティングを開き、様々な視点から各患者について話し合った。私は、看護師、社会福祉士、精神科医、臨床心理士、神経心理学者、神経薬理学者、その他の人たちが病院の優雅なビクトリア様式の建物のうちの一つに集まり、様々な視点からの意見がまとめられるのを見聞きした。なぜ入院したのか、どのアプローチが回復に役立つかをよりしっかりと理解するため、患者の文化的背景、生物学的背景、職歴、社会的なつながりについて何時間も意見を交わした。

このようなミーティングを通して、私たちの精神的な健康が、多くの異なる要因の微妙な相互作用によることも学んだ。例えば、強い不安の原因が、子どもたちの敬意を欠いた扱いによるものだったという高齢の中国人女性。彼女の子どもたちが、伝統的な漢方医が彼女を診察することを拒んだのだ。西洋医学の医師の多くは、伝統的な漢方薬の有効性を低く評価しているが、マクリーンの医療スタッフは違った。そうではなく、彼女の状態をより理解し、治療を成功させるために、彼女とその子どもとの間の文化的および心理学的力動を分析するのに時間の多くを費やした。（訳者注：心理学的力動とは、心の働きが生む力と力が相互に関わっていく動き）

後に、私自身の理論と研究を発展させ、年齢観のような社会的要因がどのように生物学的要因に影響を及ぼす可能性があるかを理解し始めた頃、いつもマクリーンでのこの啓発的なミーティングを思い出した。

年齢観がストレスに及ぼす影響

眼鏡や望遠鏡が、目に届く光量や詳細を変えるのと同じように、私たちの年齢観は身体や精神に入ってくるストレス要因の種類や量を決定する。そして、このストレス要因はこころの健康を損なう可能性がある。

年齢観が私たちの生理機能にどのような影響を与えるかを見極めるための最初の研究で、ポジティブな年齢観がストレスに対するバリアとして働き、一方で、ネガティブな年齢観はストレスを増やすことを発見した。[※1]

その中で、自律神経について詳細に調べた。自律神経は、闘争―逃走反応に関係している。突撃してくる雄牛のような突然の脅威に遭遇した時には、アドレナリンの分泌を促進し、即座にそれと戦うか、あるいはそこから逃れる行動をとらせる。このアドレナリンの放出は、短期間にはうまく戦ったり、速く逃げたりすることに役立つが、アドレナリンやストレスに長期的にさらされることは、実際には健康を損なう可能性がある。

　この実験では、年齢についての固定観念が心臓血管反応に影響を与えるかどうかを調べた。すなわち、ストレス要因に反応して心拍数や血圧、汗腺の活動の急上昇がどの程度起こるか、である。生涯にわたって繰り返し固定観念にさらされる状況に近づけるために、参加者がポジティブな年齢固定観念、またはネガティブな年齢固定観念のいずれかに潜在的に触れること、そして言語と計算の課題に取り組むことを2回ずつ行った。言語課題では、参加者は最近5年間のうちで最もストレスとなった出来事を記述した。彼らは、自動車事故やアパートから強制退去させられたことまで、あらゆることを語ってくれた。

　驚くことに、ネガティブな年齢固定観念によって、計算および言語課題を実施する前であるにもかかわらず、すぐに大きなストレスが生じていたことがわかった。実際、そのストレスは、2回の課題の後で生じたストレスよりも有意差を伴うかなり大きいものだった。

　ポジティブな年齢固定観念はこれとは対照的な影響を示した。最初にプライミングした時には、ほとんど影響がなかった。が、2回目にポジティブな年齢固定観念に曝露した時には、ストレスに対する緩衝材として作用した。2回目の計算および言語課題の間、自律神経のストレス値は上昇しなかっただけでなく、実際にストレスレベルはいずれの課題も行っていない時のレベルまで低下していた。つまり、ポジティブな年齢固定観念は、防御的な効果を発揮するまでに少々時間がかかったが、最終的には、ストレスにさらされた状態で参加者が落ち着きを取り戻すことに役立った。
このことは、ポジティブな年齢固定観念に幾度となく触れることが、高齢者の長期的なストレスの低減や、困難な出来事からの回復に役立つことを示唆している。そしてまた、年齢についての固定観念と心身の健康とは、相互依存的な性質を持っていることを示すものである。
実験で発見した年齢観のストレスへの影響が、地域でも長期にわたって作用するかどうかを明らかにするため、ボルチモアに拠点を置く国立老化研究所の研究者のグループによって集められた30年のデータを分析した。参加者の年齢観はセンターへの初回訪問時に調べられた。その後30年間、参加者は3年ごとに来訪し、研究者たちに、身体の主なストレスホルモンであるコルチゾール値が測定された。アドレナリンと同様に、コルチゾールの限度内の上昇は有益だが、急激な増加は身体にダメージを与える可能性があり、多くの好ましくない結果と関連している。[※2]
思った通り、年齢観が人々のコルチゾール値に著しく影響を与えることがわかった。図3に示すように、ネガティブな年齢観を持つ高齢の参加者は、30年間でコルチゾールが44%増加した。一方、ポジティブな年齢観を持つ参加者は10%減少した。[※3]
ネガティブな固定観念を持つ参加者は、ストレスバイオマーカーであるコルチゾール値の上昇を示した。一方、ポジティブな年齢固定観念を持つ参加者は、このストレスバイオマーカー

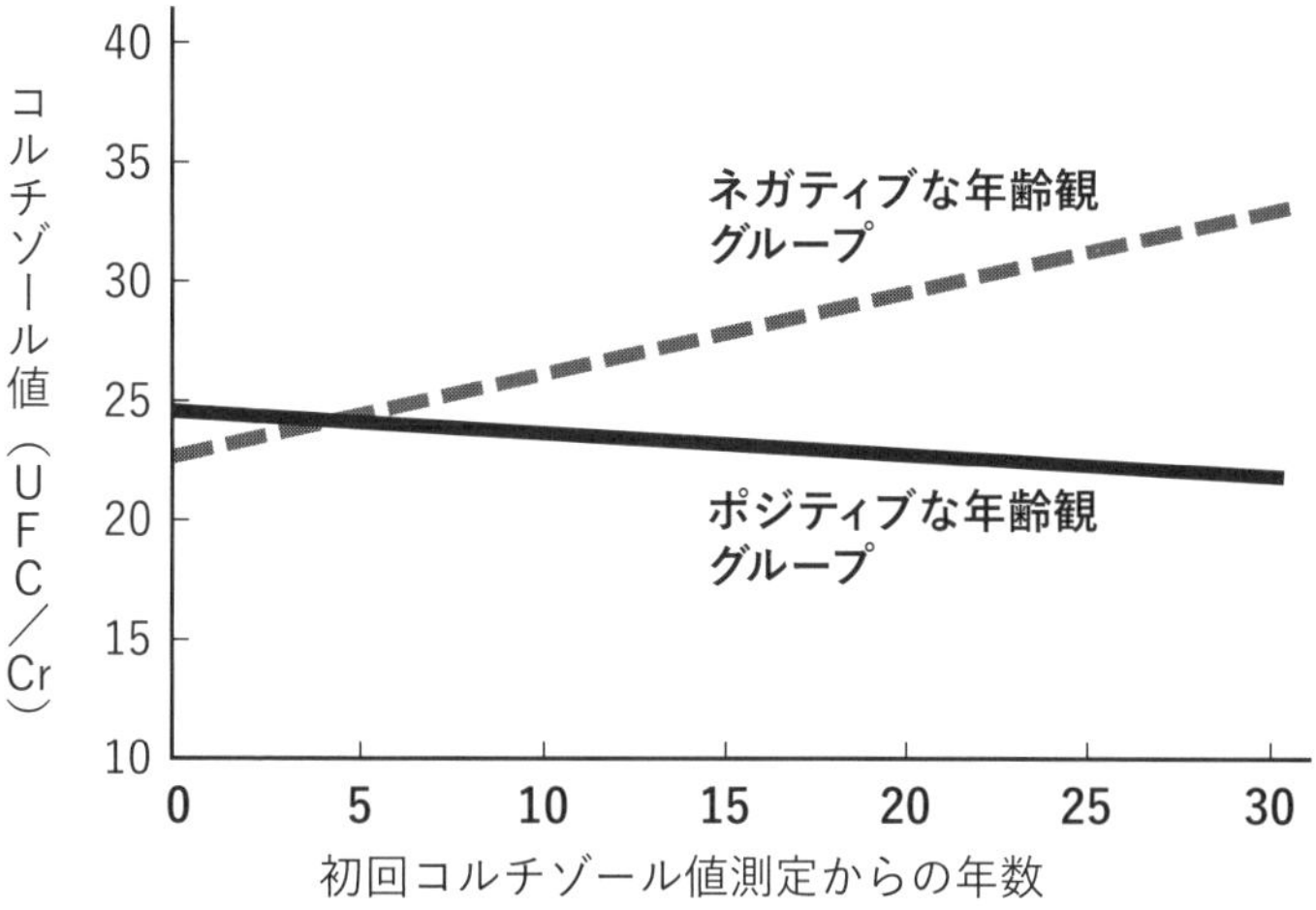

図３：ネガティブな年齢固定観念を持つ高齢参加者における
30年間でのストレス値の上昇

値の減少が示された。
年齢観がネガティブであればあるほど、ストレスが大きいというつながりを見出した後、年齢観は晩年の精神疾患の一因となり、または逆に、防ぐことにつながるのではないかと考えた。ストレスは精神的健康における重大な要因であることが多いからだ。
そこで私は、高齢の退役軍人の研究を行った。彼らの生活環境は、普通よりも高い率で精神疾患につながりやすいと想定された。予想通り、彼らの多くが戦闘に臨み、暴力的な外傷を負い、仲間の兵士の死を経験していた。私たちは、アメリカ中の退役軍人のサンプルで、ポジティブな年齢観を持つ人たちは、その後の4年間で自殺願望、うつ、不安障害を持ったり発症したりしにくいことを発見した。[※4] さらには、ポジティブな年齢観は、戦闘を目の当たりにした人の心的外傷後ストレス障害（ＰＴＳＤ）を軽減することに役立っていた。[※5]
反対に、ネガティブな年齢観は、退役軍人が精神疾患を発症するような困難に直面した際、高い確率でその疾患からの回復が難しくなることにつながっていた。

こころの健康の障壁となるネガティブな年齢観

制度的な面では、精神保健の専門家たちが持つネガティブな年齢固定観念も弊害となりうる。医療従事者は、高齢者は精神疾患を持つこと、特に抑うつ状態であることが普通だと考えているため、しばしば高齢患者を十分に治療しない。[※6] このことは悪循環をもたらす。すなわち、ネガティブな年齢観を持っている高齢患者は精神疾患にかかりやすいが、ヘルスケアシステムにおける年齢差別主義によって適切な治療を受けられないことが多い。このことが精神疾患を悪化させ、さらには、これらの精神疾患は加齢につきものであり、高齢者の治療は不可能であるという固定観念を増幅する。65歳以上の人は若い時よりも精神疾患を発症することが少ないが、それでも5人のうち1人が何らかの精神疾患を抱えている。彼らは医療構造に組み込まれた年齢差別主義的な固定観念によって、最も有効な治療を受けることができていない。[※7]

フロイトからプロツキンへ：あきらかに治療可能な高齢患者

高齢者は柔軟性に大きく欠けるため、精神疾患を治療することができない、という有害な固定観念の由来は、精神分析の創始者であるジークムント・フロイトまで遡る。セラピストたちは、高齢患者の治療の意欲を削がれることになった。

「50歳前後、またはそれ以上の患者では、概して治療のよりどころとなる心的処理の柔軟性が欠けている。そのため、高齢者はもはや教育することができない」とフロイトは述べた。[※8] すなわち、高齢者はあまりに自分のやり方に固執するため、治療の成功に必要となる自己を省みるようなことはできないとフロイトは考えていた。
フロイトのネガティブな年齢観的な考え方は、年齢差別的なオーストリア人の養育者、特に彼の母親であるアマーリアに由来するようである（フロイトが、多くの人の問題は母親との関係に由来すると主張したことは有名だ）。
フロイトの伝記作家であるアーネスト・ジョーンズは、アマーリアについて「彼女が90歳の時、贈り物である美しいショールを、〝老けて見える〟といって受け取らなかった。95歳で彼女は亡くなったが、その6週間前に新聞に自分の写真が載った。それを見て〝撮り方が悪い、これでは100歳に見える！〟とコメントした」と書いている。[※9]
彼の思想家としての最も優れた点の一つは、年を重ねるにつれ、以前の考えの根本的な誤りを認める誠実さと勇気を持っていたことである。そこから考えると、高齢者は頑固であるという彼の考えは皮肉なものである。[※10]
フロイトは、70代にはすでに世界的に有名で、13回もノーベル賞候補となっていたが、どのように無意識が私たちの行動を駆り立てるのか、を含む自身の有名な心理学モデルに大幅な改定を行った。それにもかかわらず、彼は高齢者についての考えを公に修正することはなかった。[※11]

フロイトから１００年早送りした今日の状況はあまり改善していない。その年齢差別意識は現代アメリカの精神保健ケアシステムにおいてなじみ深いものである。７００人の心理学者や治療者からの最新の調査への回答では、〝精神的柔軟性のなさ〟によって高齢者は治療に適さないと考える人がほとんどであることがわかった。[※12]

彼らはまた、高齢患者の改善を期待していなかった（いわゆる〝治療無用論〟といわれるものである）。多くが、無気力やうつ的傾向などの状態は治療できるにもかかわらず、加齢における標準的な特徴としてみなされてしまう。[※13]

私は、こころの健康と老いについて、これらの年齢差別とは異なる現代的な考えを求めて、ロサンゼルスに住む70歳の精神科医、ダン・プロツキン博士と話した。彼は、そのキャリアを通して、高齢患者は頑固であるという固定観念がまったくもって正しくないということがわかっていた。40年前に精神分析のトレーニングを始めた頃、〝ＪＦ〟と呼ばれる73歳の女性を担当した。分析医となるために３人の詳細なケーススタディを行う必要があったが、その患者の一人である。

指導者たちは、彼女をケーススタディにすることをはねつけた。彼らは、彼女の年齢が妨害因子だと主張した。精神分析は、進んで深く自身を探り、変化しようとする若い患者にのみメリットがあるとして反対したのだ。

ダンは「指導者である先生たちは、私の報告書を読みながら、腹立たしげに赤いペンで斜線を引いたり丸をつけたりしていました。高齢者にはこのような複雑なことはできないと言っていました」と回想した。

彼は、指導者たちの年齢差別主義を指摘して彼らの決定が覆るまで訴え続けた。

70代のこの患者は、治療によって非常に大きな効果を得ることになった。JFが取り組んでいた課題の一つは、自身の加齢のプロセスだった。彼女は年をとることによって家族の重荷になっていると感じていた。が、まさに彼女が高齢だったからこそ、人生の早い段階には好んで取り組まなかったと思われる、自分自身に関することに立ち向かうことができた、とダンは言う。

「初めて会った時、彼女は席に座って私をみつめると〝自分の人生は何だったのかを知りたいです〟と言いました」

彼らは一緒に彼女の人生をひもとき始めた。最初のセッションは、ダンがもう少しで泣き出しそうになるくらい感動的なものだった。治療セッションは、最後まで生産的であり続けた。JFはかつてないほど幸せで、疎遠になっていた娘と仲直りし、その後まもなく近くに引っ越した。彼女は自身の過去に対処することができ、人生の出来事を意味のある形でまとめた。治療終了時には、JFは高齢者としての自分を好ましく感じるようになり、ユーモアや創造性を取り戻すことができた。

「JFは、新たな価値観を持ったのです。人生の残された年月を、彼女が愛し、彼女のことを愛する人たちと一緒に過ごすことができました」

ダンは、このような結果は、治療で高齢患者が実際に体験するまさに典型的な例であり、高齢患者は若い患者と同じくらい治療の効果がある、と話す。実際、高齢者は若い時よりも治療がしやすい。より内省的で、物事を追究し自身の問題を解決することを望んでいるからだ。

このようなことから、ダンが高齢患者の治療を好むことは驚きにあたらない。年をとることについては、患者のセッションの中で話題にのぼることが多い。もっともそれは、年齢観に影響された考えとして、であるが。ダンは、患者の年齢観の文化的ルーツと年齢観が、精神的健康にもたらす影響を認識することに私の研究が、役立っているという。

多くの有益な要因が治療の成功につながる、と彼は言う。それらは、意欲的であること、自身の人生を振り返ることができること、深い関係を築くことができること、などである。「これらはすべて普通に年をとることと関連する特徴です！　人生の最終章で人はより成熟し、少し賢くなり、概して自分自身と折り合いをつける方法を見つけます。自意識過剰でなければ、ノイローゼの状態がよくわかりますよね」

高齢者の治療は特に有効な可能性があるというダンの臨床的知見は科学的に支持されてい

る。[※14]私たちは、晩年に感情的知性を高め、人生を振り返ることにさらに時間を費やし、友人の夢を見ることが増え、直観的な感性をより重んじるようになることが研究によって示されている。[※15]

ダンは苦笑いを浮かべながら「例外はありますが、70代、80代、90代の人が座って一息つくとき、彼らの多くが自身の人生が失敗だったとは思っていないのです」と話す。

それではなぜ、高齢者は融通がきかず、精神的な問題を抱えているというネガティブな固定観念が根強く存在するのだろうか？　精神科医が持つ長年の偏見に加えて、医療におけるエイジズムを生じさせ、それを強化する重大な構造的な力も理由として挙げられる。[※16]

他の多くの問題とともに、この問題は早い時期、すなわち医師の養成期間に生じる。老年医学の履修を義務付けている医学部はほとんどなく、老年医学のほとんどのコースでメンタルヘルスに割かれるのは多くても1セッションほどである。

精神医学講座や心理学部では、ほとんどの授業、治療、理論は、子どもや若年成人に焦点を当てている。その結果、高齢者を治療する治療者の3分の1以下しか老人心理学の卒後トレーニングを受けていない。が、3分の2以上がこの分野のトレーニングが必要で、さらなるトレーニングを受けたいと感じている。[※17]

多くの患者は、治療の中で治療者との面談を希望しているにもかかわらず、心理療法と組み合わせるよりも労力と時間をかけずに済み、短時間で安く済む傾向があるため、医師たちは高齢患者にすぐに薬を処方する。高齢者に薬物療法と会話療法を組み合わせて処方するアプローチは、精神衛生面と長期的なコスト面の双方において薬物療法のみよりも有効であることがわかってきている。[※18] ダン・プロツキンのような理想的な治療者は、高齢患者のうつ症状の原因を明らかにし、高まる感情的知性のような年齢特有の強みを引き出し、それを強化する治療法にたどり着く。

薬物誤用は、とりわけ米国をはじめとする多くの先進国で、急増した営利目的の長期ケア施設で蔓延しており、2019年にはこの産業は5000億ドル規模になった。[※19] これらの施設では、オーバーワークを強いられているスタッフたちが認知症の症状に対応することを目的として多くの薬を使用する。が、食品医薬品局（FDA＝the Food and Drug Administration）は、これらの多くについてこの目的での使用を認めていない。これらの薬は易疲労性、鎮静状態、転倒、認知機能低下を引き起こす可能性がある。[※20] アメリカの老人施設では、平均的な1週間で、使用が承認されていない診断名の17万9000人以上の人々に薬が投与されている。[※21]

高齢患者の精神疾患についての過少診断や誤診は、一部には医療の専門家たちが高齢患者の症状をまともに取り合わない傾向が原因である。医師たちは自殺願望やうつ状態に気付いても、高齢者だと、加齢に伴い避けがたく生じる状態と考えて治療しない傾向がある。[※22] 必要な治療をせずに放置されている状態は、是正することが必要だ。高齢者、特に男性には、銃などより致命的な武器を用いる傾向があり、用意周到に準備するので、救命できずに自殺で死亡することが多いからだ[※23]。

政府の悪しき政策からも、なぜ高齢者が適切な精神衛生ケアを受けていないかを説明することができる。65歳以上のアメリカ人の連邦健康保険であるメディケアは、すでに精神保健サービスへのアクセスが制限されている高齢者の利用をさらに制限するものである。

メディケアの医療従事者の資格規定は、1989年以来更新されていない。高齢患者における精神保健ケアの需要に十分に見合う約20万人の資格のあるカウンセラーや結婚・家族療法士がいるが、メディケアではこれらのタイプのセラピストが高齢患者の治療を行った場合、診療報酬の支払いから除外している[※24]。

メディケアにおいて、他のタイプのセラピストへの支払いはかなり低額であるため、多くの医療提供者は高齢者を治療する意欲をすっかり失くしてしまう。典型的な精神科医の場合、通常料金の半分以下しか支払われない。このような理由で、メンタルヘルス医療の提供者の64%はメディケア制度による高齢患者を受け入れない[※25]。

が、精神科領域における構造的エイジズムは、私たち自身のネガティブな年齢観と同様に逆転することができるものだ。私が、当初マクリーンの老人病棟で働くのをためらっていたことを思い出してほしい。ダン・プロツキンは同じような経験をした。医学部卒業後、彼をはじめとするインターンは、誰が最初に老人病棟に行くかをくじで決めていた。

「誰も希望しなかったからです。ここはロサンゼルスで、カリフォルニアは若者志向が強い。私たちはみな年をとることを恐れていました。もちろん、私もくじをひきました」

ダンは重い足取りでげんなりしながらしぶしぶ老人病棟に入っていった。そしてみなが驚き、彼自身が一番驚いたことに、とても素晴らしい時間を過ごした。彼は、スタッフ、そして特に患者が大好きだった。彼らの多くは、長い人生の中での多くの挑戦や成功について語る場面で、洞察力とユーモアをもって話してくれた。

エリクソンの重要な精神保健への関与

私は大学院生だった頃、亡命した心理学者エリク・H・エリクソンと、彼の妻で彼とともに多くの仕事をしているジョアンと親しくなった。エリクは〝アイデンティティ・クライシス〟ということばを作ったとされ、そして二人は心理社会的発達理論を提唱したことで知られている。

私が初めてエリクとジョアンに会ったのは、私がハーバードで授業を受けていたウィリアム・ジェームズホールから自転車で10分のところにある、マサチューセッツ州ケンブリッジのエリク・アンド・ジョアン・エリクソンセンターだった。その頃、私はボランティアでダンスを教えていた（体がとても柔らかく優雅な80歳のバレーダンサーと一緒に教えていた）。通勤が短時間ですむ近い所で、センター長が長期有給休暇のとき、私がセンター長代理を務めた際には助かった。

私とエリクソン夫妻は、夫妻の家での食事会を通じて知り合うことになった。センターの近くで、世代が異なる他の3世帯と共有している古めかしいビクトリア様式の家だった。そこには若い大学院生、仕事を始めたばかりの職業心理学者、いつもパンを焼いている中年の比較宗教学の教授が住んでいた。ジョアンとエリクは共同生活がもたらす生き生きとした会話や交流を非常に好んでいた。

エリクは古い世界の洗練と新しい世界の革新とを結びつけた。彼は優雅なヨーロッパ大陸のアクセントとウィーンでの一流のトレーニングを受けたが（ジークムント・フロイトと同じサークルで勉強し、フロイトの娘のアンナの教育分析を受けた）、同時に型にはまらない教育を受けた。心理学を勉強する前は、芸術家として修業を積んでいて、通常の正規の教育を受けたのは高校までだった。30代まで英語を学習していないにもかかわらず、[※26] アメリカで最も高名な2つの文芸賞である全米図書賞、ピュリッツァー賞を受賞した。

エリク・H・エリクソン以前、ヒトの発達理論は、幼少期に焦点が当てられており、青年期までで止まっていた。が、エリクソンは、私たちの全生涯を通して、どのように社会的要因が人格に影響を与えるかに興味を持った。この一部は人類学への傾倒によるものだった。彼はマーガレット・ミードの親友で、多様な世代がどのように他世代から学ぶのかについてミードと共通の関心を持っていた。

60代にエリクは、ガンジーを彼自身の発達の手本とした。1969年、エリクソンはガンジーの晩年の数十年を調べた精神分析的伝記でピュリッツァー賞を受賞した。彼は、そのテーマに、歴史家やインドの専門家としてではなく、〝臨床的観察を訓練した評論家〟としてアプローチした。[※27] それによって、年をとるにつれて増したガンジーの勇気の歴史的、心理学的な源を探究することができた。

エリクソンは特に、ガンジーの晩年の平和的抗議の手法に感動した。イギリスの支配に抗議するため、74歳の時に21日間のハンガーストライキを行ったのである（彼が行ったもののうち最長のものである）。

80代に、エリクとジョアンは、彼らの著名な人間の発達モデルを修正した。より晩年のライフステージを採り入れるためだった。〝世紀の子どもたち〟（世紀の初めに生まれた80代の仲間たち）とのインタビューに基づくこの重要な仕事のタイトルは、〝老年期：生き生きしたかかわりあい（Vital involvement in old age）〟である。[※28]（訳者注：Erikson, E. H., Erikson, J. M., & Kivnick, H. Q. 1989. Vital involvement in old age. New York: W. W. Norton. 朝永正徳・朝永梨枝子 訳、１９９０、『老年期：生き生きしたかかわりあい』、みすず書房）

ジョアンは本について次のように語った。「私たち自身が40代にライフサイクルについて考えた時は、高齢になると知恵を得るものと考えていました。が、80代になって80代の人をみてみると、賢くなった人とそうならなかった人がわかるようになります。多くが年をとって知恵を得るわけではないですが、年をとらなければ知恵を得ることができないことは確かです[※29]」

エリクソン夫妻が本のためにインタビューした人の多くが、ユーモアは予期しないことに対処するための最も重要なツールだと語っている。ジョアン・エリクソンが「私は笑わない高齢者を想像することができないです。子ども／笑う、老人／笑わない。世の中にはばかげた二分法がいっぱいあります[※30]」と指摘したように。

エリクソン夫妻は、通常80歳で始まるヒトの発達の8段階目では、多くの人が親しさの最も深いレベルを経験していることにも気付いた。これが、ジョアンが「本当の親密さを理解するためには、長い期間に及ぶ関係の複雑な状況を経験しながら、長い年月をかけて親しくなっていくことが必要です。誰でも多くの関係に浮つく可能性はありますが、深く関わることは親密さにとって重要です。より深く愛することは、長い間の親しい絆の複雑な面を理解することによって生まれます。年をとってはじめて優しさの価値について知ることになります。また、晩年には、束縛せず、しがみつくことなく与えること、すなわち、何も見返りを求めることなく、自由に愛することを学びます[※31]」といった理由である。

精神分析家で脚本家のフロリダ・スコット・マクスウェルは、「年齢に戸惑っています。私は、老年期を静かな時間だと思っていました。私の70代は、興味深くかなり穏やかなものでしたが、80代は情熱的なものです。私は年をとるにつれてより情熱的になっています。自分でも驚くほどに、熱い思いがあふれ出てくる感じです[※32]」と、この段階での自身の経験を振り返る。

毎年、健康と加齢のクラスで、高齢者の内面生活についての議論を促すためイングマール・ベルイマンの古典映画の『野いちご』を見せる。映画の冒頭、主人公のイサクというスウェーデン人医師が、自分は孤立していて孤独だということを認める。そして、自己欺瞞を終えようとしていた。

「76歳の時、年をとり、これ以上自分にうそをつくことができないという事実に気付いた」と彼は言う。そして、50年間の医学への献身に対する名誉学位を受けるため、彼のことを嫌っている義理の娘と長い車の旅に出る。

道中、イサクは彼の様々な人生のステージを表す年齢が異なる旅人を乗せる。また、映画の中で何度も、過去の葛藤を表すリアルな夢を見ていた。博士はその意味を理解しようともがいている。

映画の終わりに、イサクは自身の人生における出来事や関係性について一連の洞察を得る。そして、新たに満ち足りた方法で他者とつながることができるようになる。最後に彼は、義理の娘や若いヒッチハイカーたちからの称賛を得る。彼のためにヒッチハイカーたちは、旅立ちの前に、窓の外でセレナーデを歌うのだ。

私は、エリク・エリクソンからその映画を見せるアイデアをもらった。彼は、彼の生涯発達理論の段階を説明するために、ハーバードのライフスパン講座の学生にそれを見せていると言っていた。学生たちは、親しみを込めて〝ゆりかごから墓場まで(From Womb to Tomb)〟と呼んでいる。

エリクソンの講座、私の講座の両方とも、「年をとることは、実りある成長を伴い、それまでの人生の葛藤を克服することが多いことを示す」ことを目的としている。

世界的おばあちゃん軍団

晩年のこころの健康を改善することについて、私たちが知っていることのほとんどすべては、高所得の国々で行われている研究に基づいている。

重要な例外の一つは、精神科医のディクソン・チバンダが行っている一連の研究である。チバンダは、アフリカ大陸の中南部の国であるジンバブエに生まれ育ち、現在も治療を行っている。彼は、ポジティブな年齢観に基づくあるアイデアを思いつき、メンタルヘルスケアの実践の形を変えて何千もの高齢者の生活を改善した。

フレンドシップ・ベンチと呼ばれる彼のアイデアは、おばあちゃんの知恵を活用している。チバンダ博士が人口１４００万人の国で12人しかいない精神科医の一人として働いていた時に生まれたアイデアだ。

彼は、患者の一人であるエリカが、２００マイル離れた病院に行くためのバス運賃を払えずに自ら命を絶ったことから教訓を得た。

当時ジンバブエは〝社会的、政治的、経済的混乱〟の時期にあり、人々が利用できる精神保健サービスとニーズとの間に大きな隔たりがあった、と博士は私に語った。彼は、解決策を見つけようとしたが、財源も場所もなく、精神保健に従事できる人たちもいなかった。

多くの若い男女や年配の男性はしばしば鉱山などの別のところで仕事を探そうと村を離れてしまっていたため、ボランティアを募集するあてもなかった。

「アフリカで最も頼れる人材の一つはおばあちゃんたちであることにふと気づいたのです。そう、おばあちゃんたちです。彼女たちはどこの地域にもいます。そして、今よりもよい環境を求めて地元を去ったりはしません」

地域の安全で目立たない屋外の公園のベンチで、村の人たちに対するお話療法をおばあちゃんたちに指導し、実践してもらうというアイデアを彼は思いついたのだった。

チバンダ博士は、始めた頃、〝うまくいくかどうか自信がなかった〟とのことだった。おばあちゃんたちが興味を示すかどうか、その計画を実行するのに必要な技術を持てるかどうか彼にはわからなかった。

その点を明らかにするため、あらかじめ、医学的あるいは精神衛生についてのトレーニングを行わずに14名のおばあちゃんたちを募った。彼は、聞き取りを通して、対象者がより専門的なケアを必要としているかどうかを判断する方法や45分セッションのお話療法の行い方を彼女たちに教えた。

2か月後には、おばあちゃんたちは興味を持ち、素人のメンタルヘルスワーカーとしての活動だけにとどまらないことがわかった。「彼女たちは実際、こうしたことに非常に才能があったのです！　こころの健康の社会的決定因子が何を意味しているかを理解しているという点でかなり頼りになると私は思いました。彼女たちは何をしなければならないかがわかっていたのです。実際に、そのままで多くの資質を持っていて、私がいなくても大丈夫なぐらいです。事実、私の仕事は彼女たちがすでに持ちあわせている技術や知識を体系的に活用できるようにすることでした。これらの技術の中には、聞き上手で、共感を伝え、振り返りができることや、地域の知恵や文化を使っていることが含まれます」と述べた。

フレンドシップ・ベンチがジンバブエで広まった理由の一つに、文化的にポジティブな年齢観が強い、ということがある。チバンダ博士は「年をとるにあたって、われわれの文化で際立っていることは、まず敬意です。高齢のメンバーはたいへん敬われています。そのことが、おそらくフレンドシップ・ベンチが成功している理由と考えています。セラピーの対象者たちは、おばあちゃんたちが教えられることを一つ二つ持っていることがわかっています」

今日では、平均年齢67歳の800人のおばあちゃんたちがお話療法を村民に提供している。フレンドシップ・ベンチモデルは、マラウイ、ボツワナ、ザンジバルに広がり、7万人を超えるあらゆる年代の対象者の治療につながっている。患者が若い場合には、おばあちゃんたちは彼らを〝孫〟と呼ぶ。対象者がおばあちゃんたちの年に近い場合には、〝お兄さん〟または〝お姉さん〟と呼ぶ。

いくつかの臨床試験でそのプログラムの成功が証明されている。その一つ、権威ある医学雑誌であるJAMAに掲載された臨床試験の中で、チバンダ博士のチームは、おばあちゃんたちはうつの軽減に医師よりも有効であることを見出した。[※33] 他の臨床試験では、フレンドシップ・

ベンチでセラピーを提供することは、おばあちゃんたち自身にとっても役に立っていることがわかった。

一方で、チバンダ博士は、このことに驚いている。〝おばあちゃんたちが心に傷を負った人たちと話すことに多くの時間を費やす〟からだ。が、他方で、納得がいくことでもあると説明した。「この仕事をすることで彼女たちは帰属意識と目的意識を持つことができています。地域に貢献しているという意味で、この仕事をしていない高齢者よりもずっと良い仕事をしています。彼女たちは、地域に長年お世話になってきました。そして晩年となった今、地域に貢献することに大きなやりがいを感じています」という。

ムバレに住んでいる80歳の女性、クシおばあちゃんは、チバンダ博士が特に尊敬するおばあちゃんの一人だ。彼女は15年前、最初に募集した14人のオリジナルメンバーの一人で、これまでにフレンドシップ・ベンチの数百人の対象者の治療に成功している。

「彼女が最も効果をもたらすことができるおばあちゃんの一人となっているのは、対象者の物語を共有できる状況を作るその驚くべき能力によります。彼女もまた非常に話すのが上手です。どのようにボディランゲージを使ったらよいか正確に理解しています。目と手を使ってどのようにコミュニケーションをとるかをわかっているのです。彼女は話を聞くことが極めて上手で、泣いている人がいたらその人にいつ手を差しのべるべきかわかっています。このようなきめ細かなことは医学校や精神医学では教えてくれません。彼女は本当に素晴らしいです」と説明する。

チバンダ博士は「現在、65歳以上の人が15億人います。どの都市にもおばあちゃんたちの世界的ネットワークを創ることができたら、どんなに素晴らしいことでしょう！」と夢を語る。このおばあちゃん軍団（子どもがいない年配の女性や、子どもがいたり、いなかったりする年配の男性もそこに含まれると彼は思っているのだが）は、治療を必要としているにもかかわらず、現在まったく受けていない何百万もの人々にこころの健康に関するサービスを提供できることだろう。

フレンドシップ・ベンチモデルはもともとポジティブな年齢観を持つ文化によるところが大きいが、ネガティブな年齢観を持つ国々でも試験的なプロジェクトで引き継がれている。治療に有効なお話療法を提供しているおばあちゃんたちの例は、そのネガティブな年齢観を覆すことに役立つと考えられる。

チバンダ博士から精神保健に関する今後の展望を聞いた際に、「フレンドシップ・ベンチはエイジズムを減らすことにも貢献できると思うか」と尋ねた。彼は、そうなることも夢の一部、と賛同してくれた。

第6章

7・5歳長く生きる

数十年前、オハイオ州オックスフォードの静かな小さな町に研究者の一団が到着し、50歳以上の全住民を対象に、加齢とリタイアに関するオハイオ縦断研究（Ohio Longitudinal Study on Aging and Retirement）というプロジェクトへの参加を呼びかけた。彼らは、オハイオの住民に健康、仕事、家族、そして年をとることについての考え方といった様々な質問を行った。最後に、「年をとるにつれて役に立たなくなるという考えに賛成ですか、反対ですか？」という質問が含まれていた。

現在、マイアミ大学スクリプス老年学センターの指導的立場にあるスザンヌ・カンケルは、リサーチチームに加わるため、大学卒業後すぐに、初めて訪れるオハイオ州に移り住んだ。彼女は社会学の大学院の新入生で、人間の発達に関心を持っていた。

研究代表者のロバート・アッチェリーは、なるべく多くの住民を集めたかったので、スザンヌはオックスフォードでの最初の数週間をレストランやコーヒーショップのドアにチラシを貼ったり、有権者名簿を調べたり、地域の人たちに住所録（ローロデックス＝回転式名刺ホルダー）で送り先住所を探すことをお願いし、町のすべての人にはがきを送ったりして、全住民にその情報を広めてもらうことを呼びかけて過ごした。

引退した外科医か自動車機械工か、チャーチストリートのレンガ造りの豪邸に住んでいるかトレーラーに住んでいるか、スコットランド人かラオス人か、保守派かリベラルか、にかかわらず、該当する年齢の全住民が参加することが目標だった。

アッチェリーはこのような相違は分析に役に立ち、加齢における社会学的な要因の役割を分離することができると思った。[※1] その後数十年にわたり、スザンヌと仲間の研究者たちは追跡調査の質問を行うため、さらに5回ほどオハイオに戻った。得られた研究成果は、20世紀後半のアメリカにおける、加齢についての最も豊富で詳細な見解の一つを提供できると思われた。四半世紀の間、調べられず、顧みられることもなかったいくつかの深い意味を持つ見方である。

私は、日本から帰国して間もない大学院生時代にそれに偶然に巡り合うことになった。

100歳以上の人が珍しくなく、老いが嫌われるものでなくむしろ祝福される場所で数か月を過ごしたばかりの私の頭の中には、いつも長寿のことがあった。その時点で、主として文化が人々の年齢観を形成する役割を持っているのではないかと思っていたが、今度は、年齢観が長寿に明らかな影響を持っているかどうかを知りたくなった。オハイオ縦断研究には基礎データとして収集した年齢観の評価があることを聞いた。

そこで、スザンヌに連絡して私の考えを投げかけると、何人かの参加者は何年か経って亡くなっているが、寿命については記録されていない、とのことだった。そのため、その研究の参加者のうち、どの人が生存していてどの人が亡くなっているかを把握する方法がなかった。

ところが、加齢についての学会に参加した際、思いがけない幸運によってこのギャップを埋める方法をすぐに見つけることができた。それは、寿命に関連する無料配布物（ビーチタオル、フリスビー、サンバイザー、これらは一風変わった私のビーチグッズになったのだが）で膨れ上がったトートバッグをさげて展示ホールをぶらぶらしていた時のことだ。水玉模様の蝶ネクタイをした人懐っこそうな男性から、大きな太字で〝ＮＤＩ〟と印字された定規を渡された。戸惑って、ＮＤＩが何を意味するのか彼に尋ねたところ、国民死亡指標（National Death Index）を意味し、全アメリカ人の寿命を記録している政府の取り組みのことだと説明してくれた。

「出生届のようなものです、人生のもう片方の、ですけどね」と彼は言った。「これだわ！」と私は叫び、静かな展示ホールに居合わせた結構な数の人たちをびっくりさせてしまった。

学会は寿命に関する有名な専門家であふれていた。それぞれが異なる視点からそのテーマを研究していた。アプローチとしてショウジョウバエを使っている人、１００歳以上の人の血圧を研究している人、スウェーデンにおける人口動態を調べている人などである。が、誰一人として年齢観のような心理的決定要因に関心を持っているようではなかった。

こうして私は、この新しく入手した死亡率データに年齢観を重ね合わせることによって、両者の間に関連性があるかどうかを調べる方法を得た。オハイオ縦断研究の参加者が中年時にスタートした時の年齢観を調べ、それらを経時的に追跡した。そして、驚くべきことが明らかになった。最もポジティブな年齢観を持っている参加者たちは健在であり、最もネガティブな見方をしている人たちよりも平均で7・5歳長生きであることがわかったのだ。[※2]

オハイオの人たちから収集した多くの情報があったため、性別、人種、社会経済的状況、孤独、健康の影響よりも年齢観がはるかに寿命を決める要因だと結論づけることができた。

年齢観は、コレステロール値や血圧の低さ（両方ともに4年長い生存年数）、体脂肪率の低さ（1年）、禁煙（3年）よりも、さらに良好な平均生存期間をもたらし、約8年寿命を短くしたり長くしたりしていたのだ（図4参照）。

私は、これらの発見について書いた論文を次のようなことばで締めくくった。「寿命を7年以上短くする未確認のウイルスが発見されていたら、その原因を明らかにし、治療を行うことに尽力するだろう。今回の場合、原因の一つと考えられるのは、社会的に容認されてしまっている高齢者に対する蔑視である。包括的な改善策として、高齢者をターゲットとした侮蔑的な見方や行動が、それらを生み出した社会によって容認されないようにすることが必要である[※3]」

この論文は、非常に多くの報道で取り上げられたため、数日で私の生活は非現実的なものになった。私はイェールのゴシック様式の図書館の地下にある仕切られた一角で、静かに集中して読んだり書いたりして一人で日々を過ごしていたのだが、地元や全米、あるいは外国のラジオ、新聞、テレビの記者に追いかけ回されるようになった。急に注目の的になったことは衝撃

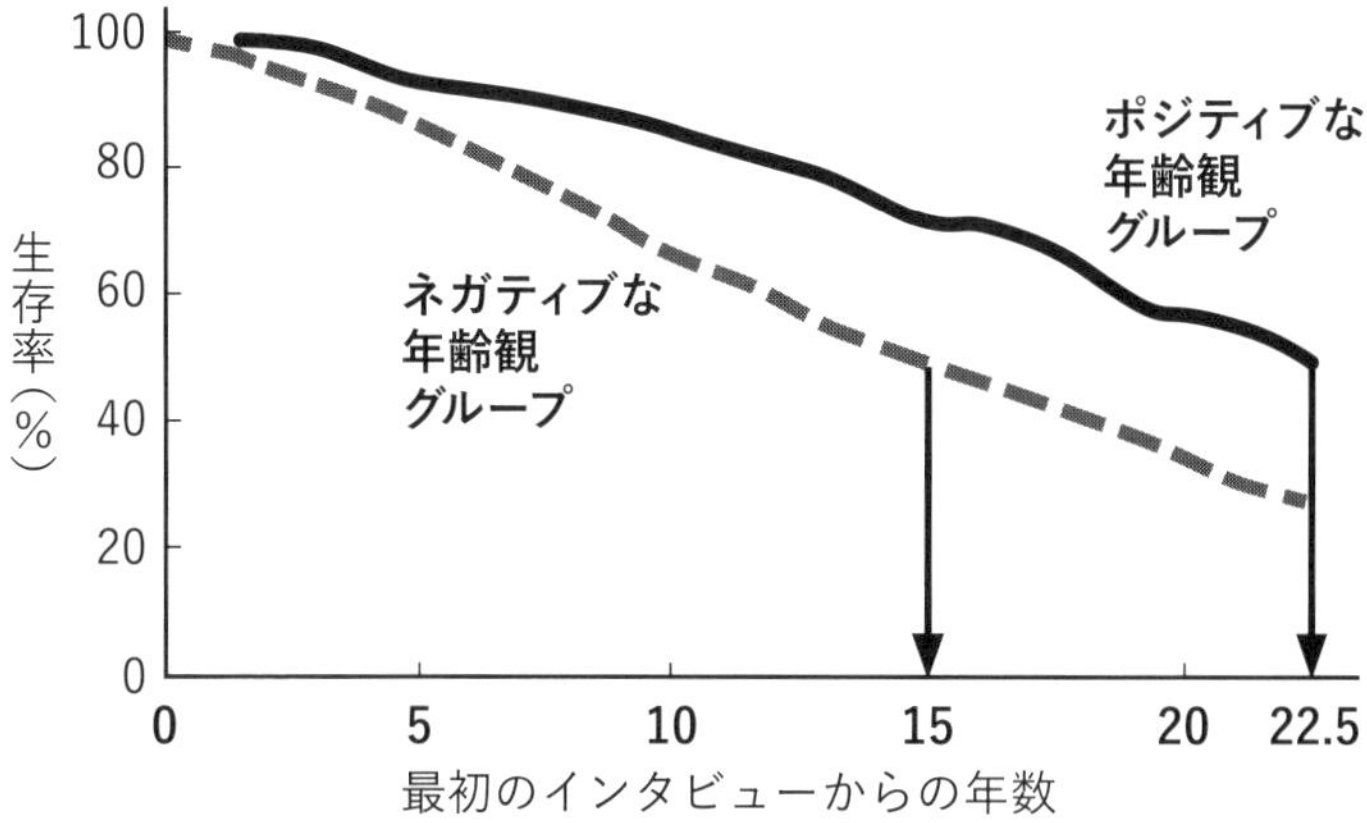

図4：ポジティブな年齢観による平均生存年数

ポジティブな年齢観を持つ参加者はネガティブな年齢観を持つ参加者よりも平均で7.5歳長生きした。これは、矢印で示しているように、グループの半分の人が生存している時点の年数の差で算出した。

的だったが、エイジズムや年齢観が認知されるようになったことは嬉しかった。

その研究が出版されて数週間後に、ワシントンD.C.からの電話を受けた。その電話はジョン・ブロー・アメリカ上院議員のスタッフからで、エイジズムに関する公聴会で私の新発見を発表してほしいと言っているとのことだった。すでに急に注目されて動揺していたが、師であり友人でもあるロバート・バトラーがドリス・ロバーツとともに証言することを聞いて、その秘書官に参加することを伝えた。ドリス・ロバーツは、77歳の女優で「HEY! レイモンド(Everybody Loves Raymond)」のレイモンドの母親のマリー役でエミー賞を受賞した。

公聴会はキャピトルヒルのダークセン上院オフィスビルで行われた。そのマホガニー張りの部屋は上院議員や記者たちであふれていた。

バトラーやロバーツ、そしてジャーナリストであるポール・クレイマンと大手広告代理店の共同経営者といった人たちが、エイジズムの悪影響だけでなく、年齢に関連するイメージが持つ影響の重要性について多岐にわたって話すのを聞いて確信を持つことができた。

バトラーは2つの画像を見せた。一つは、しかめ面をして腰が曲がった老齢の男女の集団(〝欲張りな老人〟というタイトルがついている)のイラストが描かれた雑誌の表紙だった。もう一つは、優雅で魅惑的でセクシーでもある、女優でオペラ歌手の92歳、キティ・カーライル・ハートの肖像画写真(〝賢い女性〟という写真集からのもの)だった。これらの2つの対照的なイメージを示したバトラーの論点は、メディアやマーケティング会社は高齢者を表現する方法は、中傷でなくても、他にたくさんある、ということだ[※4]。

その後、ドリス・ロバーツがこれらの描写が個人に与える影響について話した。

「私は70代の今がキャリアのピークで、収入が今までで一番多く、もちろん、税金も今までで一番払っています。孫が私のことを言う時に使う〝ｒｏｃｋ〟ということばは、私がロッキングチェアを揺らしている（ｒｏｃｋ）というのではなく、ロックを演奏する、ことを指しています。にもかかわらず、社会は私を役に立たないものとみなします。仲間や私は、自分では何もできなくて、体が不自由で、非生産的で、不相応な要求ばかりする、というふうに描かれています」

彼女が〝描かれている〟ということばを使ったことに注目してほしい。ドリス・ロバーツも、描写とイメージの問題に焦点を当て、続けて次のように述べた。「実際に、高齢者の大部分は自活し、資産を持った中流階級の顧客と言えます。若い人よりも社会に提供できる時間や資質を持っています。嘆かわしい状況にとどまっていません、議長。これは罪です……。晩年が、人生で最も生産的で創造的な時期になることがあるのです。最近１００年間のノーベル賞受賞者の平均年齢は65歳でした。フランク・ゲーリーは、70歳の時にシアトルのポップカルチャー博物館（Seattle's hip new rock museum）をデザインしました。ジョージア・オキーフは80代で盛んに制作していました。このリストには、ざっと挙げるだけでも、ヒッチコック、ディケンズ、バーンスタイン、フォックス、ライト、マティス、ピカソ、アインシュタインが挙げられます。現在の基準でいうと、人生のピークを超えていると思われる時に最高傑作のいくつかを作り上げた人たちです」

女優として、ロバーツは、怒りの矛先をそのイメージを作った人たちに向けた。すなわち、彼女がそこに属し、働いていたエンターテインメント業界だ。

彼女は、女優が〝年をとるほど演技力がさらに磨かれていく〟ことに気付いていたが、40歳から60歳の才能ある女優である友人の多くは、〝高齢者層の女性のための役がほとんどないという理由で、失業手当か福祉手当で生活することを強いられている〟[※5]と付け加えて語った。

私が議員に向けてスピーチする番となり、ネガティブな年齢観が、記憶機能やストレスに対する心血管反応のような健康状態だけでなく、まさに寿命にも影響を与えることをどのように発見したかを説明した。

私が会う人たちは「ああ、あなたが寿命を約7・5歳延ばす発見をした人ですね！」と、いまだにこの長寿の発見をもち上げてくれる。この研究の発表以降、オーストラリア、中国、ドイツなど異なる10か国で同様な結果が再現されており、近年のＷＨＯのエイジズム撲滅キャンペーンの礎となっている。[※6]

ウィスコンシン州の高齢の活動家グループは、私たちの長寿に関する発見に基づいて作製したバッジをいくつか送ってくれた。年齢観がもたらす力やエイジズムと闘う必要性についての会話を始める手段として使うものだ。バッジには〝7・5について質問してください〟と書かれている。

この発見が多くの人たちの心に響いたのは、遺伝子のみが寿命を決めるという広く持たれている思い込みに異議を唱えるものだからだ。年齢観が長寿にそれほど重要な役割を持っていると知ることによって、自身の寿命をコントロールする力を高めることになる。そのため、人々が身につけようとするものが〝遺伝子について質問してください〟ではなく〝7・5について質問してください〟というバッジであることは容易に理解できる。

実際に、年齢観を含む非生物学的要因が寿命の75%を決めていることが研究で示されている。[※7] そして寿命の25%は遺伝子によって厳格に決まると思われたが、さらに低い可能性がある。私たちは、年齢観がこれらの遺伝子が発現するかどうか、発現した場合にどのように発現するか、に影響を与えることを見出したためである。[※8]

それにもかかわらず、長寿の決定因子について近年進められている研究のほとんどが遺伝子に焦点を当てている。[※9] さらには、非遺伝的な要因についての研究者たちのほとんどが、ポジティブな年齢観のようなポジティブな面でなく、疾患、外傷、認知機能低下といったネガティブな面に焦点を当てている。

遺伝子が強力であることは確かだが、環境も同じである。百寿者の中には幸運な遺伝子（APOEε2のような）を持って生まれ、その遺伝子が世代から世代へ受け継がれている人たちもいる。[※10] しかし、多くの百寿者はそのような遺伝子を持っていない。それどころかリスクが高いAPOEε4遺伝子を持っていても、他人からどのように扱われているかといった環境や、周りの環境から吸収する年齢観によって打ち勝つことができる人たちもいる。

どのように環境が遺伝子に打ち勝つか、について女王蜂の寿命を例にとってみよう。女王蜂と働き蜂は同じ遺伝子を持っているが、女王蜂は働き蜂の5倍長生きする。両者は蜂の巣を共有するが、本質的に2つの異なる環境に住んでいる。働き蜂が食べている通常の花粉ではなく、女王蜂は常に手入れが行き届いており、彼女が食べる物をお付きの〝臣下〟が消化しやすくした特別なローヤルゼリーを食べている。[※11] すなわち、長寿を決定する要因として、社会的環境は遺伝子に勝るのである。

人間の社会的環境の一つである、ポジティブな年齢観に満ちている文化は、世代をつなぐだけでなく、遺伝子が書いた台本（スクリプト）にもかかわらず、生存期間を延ばすことができる。

生きるか死ぬかにつながる経路

ところで、社会的環境から取り入れた年齢観は生存率とどのような関係があるのだろうか？私たちは、それを固定観念具現化理論（P40参照）から知ることができる。固定観念具現化理論では、心理学的、生物学的、行動学的な経路の存在が考えられ、年齢観がどのように私たちの晩年の健康に影響を及ぼすかを説明している。[※12]

心理学的なメカニズムには、人生を困難なものというより恩恵としてとらえる感じ方である、生きる意志が含まれる。それが、少々抽象的と思うなら、楽しみにしていること、と考えてみてほしい。コスタリカ人は、〝人生プラン（plan de vida）〟と呼んでいる。アメリカ人は、〝朝起きる理由〟と言う。フランス人は〝存在理由（raison d'être）〟ということばで表している。そして日本人は〝いきがい（ikigai）〟ということばを使う。

これらはすべて〝生きる意志〟や〝存在理由〟と翻訳できることばだ。

生きる意志は高尚な哲学的信念ではなく、単純に人生が生きるに値するという感覚である。愛する人の世話をする時、ペットの面倒をみる時、庭の手入れをする時、社会に貢献する仕事に従事する時、私たちはその感覚を実感する。目的や役に立っているという感覚を与えてくれるものによって、生きる意志を持つ。

同僚で疫学者の故スタン・カスルは、生きる意志、この場合はただ単に楽しみを持つこと、が寿命を延ばす可能性があることを示した。彼は社会学者のエレン・アイドラーとともに、敬虔なキリスト教徒は、クリスマスやイースターの後まで死を遅らせることがよくあり、ユダヤ教徒ではヨム・キプル（Yom Kippur）、過越祭（Passover）、ユダヤ新年の後まで死を遅らせることがしばしばみられることを見出した。※13

私が「健康と加齢」の講義でこの現象について話すと、いつも何人かの学生が手を挙げて、とても楽しみにしていた子や孫の結婚式や誕生まで死を遅らせた親戚の話をすることがよくある。

参加者の半分をポジティブな年齢固定観念で、もう半分の人をネガティブな年齢固定観念でプライミングを行った私の実験で、年齢観が高齢者の生きる意志に及ぼす驚くほどの影響が示された。プライミング後、すべての参加者に「もし、積極的で治療費が高い治療を選択しなければ、1か月以内に死ぬことが確実な、進行が速い病気を発症したらどうしますか？」というシナリオを提示した。この治療は75%の生存率を保証するものだが、おそらく貯蓄のすべてを費やすことになる。そして何よりも、家族は介護に多くの時間を費やさなければいけないことになる。

若い参加者たちは、潜在的にポジティブまたはネガティブのいずれの年齢固定観念にさらされたかに関係なく、延命治療を受ける傾向であることがわかった。反対に高齢の参加者では、年齢固定観念が自分と関連しているため、ポジティブまたはネガティブな年齢固定観念のいずれにさらされているかによって、延命治療を受ける、あるいは拒否する傾向があった。[※14]

一例として、フェンウェイ・パークに売店を所有しているボストン市民、64歳のアーニーは、延命治療を受けることよりも死を選択した。彼は、ネガティブな年齢観にさらされたのだった。

一方、ジャマイカ・プレインで美容院を経営している65歳のベットは、ポジティブな年齢観にさらされたのだが、絶対に治療を選択すると言った。

私たちが行ったオハイオ縦断研究では、生きる意志という観点から、年齢観がどのように生きるか死ぬかに影響を与えるかを示すことができた。参加者全員、〝生きる意志の評価（will-to-live measure）〟に記入していた。

ネガティブな年齢観を持つ人たちは自身の人生を〝価値がない〟〝むなしい〟と記載していることが多かった。一方、ポジティブな年齢観を持つ人は〝価値がある〟〝満足している〟と記載することが多かった。オハイオ縦断研究の参加者の中で、ネガティブな年齢固定観念をなんとか払拭した人は、以前よりも強い生きる意志を表し、より長く生きられることが予想され

たのである。[※15]

これまで明らかになっていなかったが、年齢観が寿命に影響を与える生物学的経路には、ストレスをどのように経験するか、が関わっているのではないか、という直感を得た。そのため、蓄積したストレスに反応して上昇するC反応性タンパク（CRP―血漿中に発見される環状のタンパク質）というストレスバイオマーカーを詳細に調べた。[※16]

早く亡くなる人たちは一般的にCRP値が高い。[※17] 年齢観とCRP値を追跡し、50歳以上の4000人以上の北米人を6年間追いかけた。そして、ポジティブな年齢観を持っているとCRP値が低いことが予測され、それが長生きにつながったことが明らかになった。すなわち、ポジティブな年齢観は生物学的レベルでストレスに対処する能力を増し、寿命に影響を与えたのだ。

そして、最終的に年齢観と生死とを結びつけるのは、行動学的側面である。すなわち、人々の医療へのアプローチの仕方である。ネガティブな年齢観が共通のテーマとしていることは、晩年に衰えることは避けられない、という点である。その結果、ネガティブな年齢観を持つ人は、ポジティブな年齢観を持つ人に比べて、無駄だという理由から健康的な行動をとることが少ない傾向があることがわかった。[※18]

COVID-19パンデミックの初期の頃、我が国がロックダウンを行った際に、私はこの発見の真相を探った。私たちのチームは、1590人の高齢、若年の参加者の年齢観を測定し、COVID－19で重症の高齢者は治療のために病院に行くべきか、家に居て治療を諦めるべきか、のいずれと思うかを尋ねた。[※19]

若い参加者たちの年齢観は、自分たちと関係がないことであるため、回答に影響しなかった。高齢の参加者については、年齢観がネガティブであればあるほど、入院することに抵抗が強かった。治療を無駄なものと感じているためと思われた。反対に、よりポジティブな年齢観を持っている人たちは、高齢者が病院で必要な治療を受けることに賛成する傾向があった。

長寿を夢みる：玄孫に会う夢

長生きは人類の新たな夢というわけではない。歴史学者のトーマス・コールは〝いつの時代、どこに住む人も、不死とは言わないまでも、より長く生きることを望んでいた〟と指摘する。[※20] その例は歴史上でも見つけることができる。例えば、『史記』によれば5千年前に中国文化を築いたとされる黄帝は、長いこと不死を希求した。古代ギリシャ人は死から逃れるためアムブロシアー（不死の効力を持つ神々の食べ物）を食べる神々を信仰した。ゲーテの古典的ドイツ戯曲『ファウスト』では、主人公は若返りを得るため悪魔と取引をする。ピーター・パンは決して年をとらない。最近では、恋愛ファンタジー小説とその映画が大人気シリーズである『トワイライト』のメインキャラクターのうちの一人、ティーンエイジャーの憧れの的でヴァンパイアの、不死身のエドワード・カレンがいる。

できる限り長く生きたいという変わらぬ熱望を考えると、私たち人類全体が成し遂げてきた寿命の延長は、皆に祝福されて当然のものと思われるかもしれない。しかし、後ほど示すように、これは実態とかけ離れている。実際に、私たちの寿命は人類の歴史の大半を通じて通常だった寿命の3倍となっている。[※21]近年120年間で、平均寿命は13年延びた。

ロバート・バトラーは〝人類の平均寿命が、前の500年よりも大幅に延びたのは、ここ100年以内のことだ〟と指摘する。[※22]

そして、この傾向が同じ水準にとどまっている徴候はない。私たちの寿命が着実に長くなっていることは、実際に自然界で観察された最も直線的で一貫した傾向の一つである。人口統計学者のジェームズ・オッペンとジェームズ・ヴォーペルは〝近年160年間で、平均寿命は1年につき3か月着実に延びている〟と指摘する。[※23]

もちろん、地域、性別、民族によって平均寿命にはバリエーションがある。高所得で資源が豊かな国の人々は、一般的に低所得国の人々よりも長生きであり、どこでも女性は男性よりも長く生きる傾向がある。が、一方で、これらの傾向は必ずしもこの通りになるとは限らない。

例えば米国では、構造的人種差別などの多くの要因によるが、アフリカ系アメリカ人は、若年グループでは白人よりも平均寿命が短いが、80歳以上の人たちではこの傾向は反対になり、黒人のほうが白人よりも平均して長生きする。[※24]黒人の高齢者が晩年に長生きできる理由の一つは、いくつかの研究によって明らかとなっているように、黒人文化では、白人文化よりも年齢観がポジティブであることが挙げられる。このことは、祖父母がしょっちゅう子育てに関わる多世代世帯の文化にルーツを持つ可能性がある。世代間交流は、双方の世代によりポジティブな年齢観を育むことが知られている。[※25]

世界的な長寿は、人類が何千年と夢見てきた勝利ではなく、主に世界人口に負担をかけていく自然災害としてとらえられている。[※26]

1980年代以降、政治家、ジャーナリスト、評論家たちは数々の経済的問題を、膨らむ高齢人口のせいにして差し迫る国家的破産に警鐘を鳴らしている。本当の原因は、世代から世代へと受け継がれていくうちに、少数の一部の人にますます富が集中するという、急速に進んでいる経済格差である[※27]（純資産が1000億ドルにのぼるジェフ・ベゾス、イーロン・マスクを含む新たな経済的カテゴリーを表現するために〝1000億万長者（centibillionaires）〟という造語が最近作られた[※28]）。

長寿がもたらす健康と豊かさ

寿命が延びることは公的財源を搾取し、病床を逼迫させるだろうという一般的にメディアで言われている認識にもかかわらず、寿命の延長が実際には健康と豊かさの到来を告げる兆しであることを示す証拠が増えている。

コロンビア大学メールマン公衆衛生学部の学部長であるリンダ・フリードは〝実際に増加している唯一の天然資源は、何百万人もの健康で教養ある成人という社会資本である〟[※29]と的確に表現している。〝社会資本〟は、概して社会に貢献するものという広い意味を持つことばだが、長寿がもたらす資源には、伝統的な金融的意味での資本も含まれる。33の豊かな国々での研究から、高齢人口と医療費との間に負の相関が示された。つまり、高齢人口が増えるほど、その国は必要となる医療費が少なくなるということだ。[※30]

さらには、寿命が延びることは、ＭＩＴエイジラボ（MIT AgeLab）のジョゼフ・コフリンが〝長寿経済〟と呼ぶ状態につながる。[※31]人口のわずか32％の50歳以上の人たちが、米国の世帯の純資産総額の77％を占め、旅行、レクリエーション、パーソナルケア製品に他の年齢層よりもお金を費やしている。[※32]

ネガティブな固定観念によって曲解されているような、経済的な損失からほど遠く、むしろ高齢者は経済を活発にすることに役立っている。家族内における個人資産は高齢者から若い身内へと流れることが、逆と比べてはるかに大きい。[※33] 米国で新しいビジネスや仕事を創造した現代のヒーローとして祝福されている起業家をみると、成功している起業家は、50歳以上の人が20代前半の人の2倍である。[※34] 経済学者たちは、多くの国にとって寿命の延長は国内総生産の上昇につながることを突き止めている。[※35] シンガポールでは、高齢の親たちはしばしば成人した最も貧しい子どもと一緒に暮らす。彼らが最も支援することが可能だからだ。

この現象を調べた研究者たちは、高齢の親たちは〝親愛に基づく物質的な支援を行うことで心理的に満足感を得たり、感謝されたりしたいという願望を挙げている〟ことを見出した。[※36]

寿命を延ばすことは私たちの保険制度にとって大惨事であるというエイジズムの神話に反して、長寿は実際には健康に大きな還元効果をもたらす。その神話は、加齢は様々な避けられない身体および精神の病気を伴うもので、医療費を膨張させる、という悪意ある固定観念に基づく。しかし、積み重なりつつある証拠によって、ヒトは長生きすると、スタンフォード大学で医学を教えているジェームズ・フリースが〝罹患率の圧縮（compression of morbidity）〟と呼ぶ状態、すなわち、病気にかかっていない状態で過ごせる年数が伸びることを示唆している。[※37] 今日、心臓病、関節炎のような一般的な病気は人生のさらに遅い時期に発症することになる。

人々が慢性疾患がない状態で60代となる可能性が1世紀前の2・5倍ほどになっている。[※38]高齢者は以前よりも健康であり、活力にあふれており、その障害率や疾病率は低下している。[※39]

百寿者とその家族についての世界最大の研究であるニューイングランド百寿者研究（the New England Centenarian Study）を開始し、現在統括しているトーマス・パールズは、ハーバード大学の大学院時代からの友人であり、古いレンガ造りの建物で、お気に入りの食堂の上にあるオフィススイート（訳者注：オフィス業務に必要なソフトウェアをセットされている）を共有する間柄だった。

ロバート・バトラーの加齢とエイジズムに関する画期的な書籍である『老後はなぜ悲劇なのか？──アメリカの老人たちの生活（原題：Why Survive? Being Old in America.）』を読み、彼が老年科医になると決意したことを知り、私たちはすぐに心が通じるようになった。

その画期的な仕事の中で、トム（トーマス）は、年をとればとるほど病気になる、という年齢差別主義の考えに否定すると思われるパターンを見出した。代わりに彼が発見したのは〝高齢になればなるほど健康になる〟ということだった。彼は「それが百寿者からわかったことです。高齢まで生きるためには、ある期間病気になることを避けなければいけません。ゆっくりと年をとるか加齢疾患を避ける必要があります[※40]」と説明する。

ある研究で、百寿者の90％が90代で機能的に自立している、つまり、いかなる助けも必要とせずに生活していることをトムは発見した。[※41]「私が会った百寿者はほとんど例外なく、90代は基本的に何も問題がなかった、と報告しました。90代で多くの人が雇用されていて、性的にも活発でアウトドアや芸術を楽しんでいました[※42]」

超百寿者（110歳以上の人）の多くは、100歳の時、自立した生活を送っていて、ほとんどの人が糖尿病や高血圧症などの血管系疾患がなかった。[※43]同様に、最近の研究で、330人のオランダ人の百寿者が、ある文字から始まる動物を挙げてもらうなどの様々な認知課題で、気が散ることなくその課題に取り組み、認知能力を維持していることが示された。[※44]

百寿者を研究することによって〝どうしたらそのような年まで生きられるのか、だけでなく、どのようにしたらアルツハイマー病、脳卒中、心疾患、癌を防いだり遅らせたりすることができるか、のヒントが得られるだろう〟とトムは考える。[※45]つまり、私たちは、どのように健康的に生きるかを長く生きている人たちから教えてもらうことができる。

究極の長寿の秘訣

すでにみてきたように、日本は長寿の秘訣を知っている。日本では男性も女性も世界一長い寿命を享受していて、百寿者、超百寿者がどこよりも多い[※46]。

存命中の世界の最高年齢者は田中カ子《ね》さんという日本人女性だ。彼女は初めて飛行機が飛んだ年に生まれた。彼女は今118歳で、九州の北岸部に位置する福岡市に住んでいる（訳者注：2022年4月、119歳107日で死去）。


60歳、77歳、88歳、90歳、99歳、100歳、大還暦である120歳になると、彼らは特別な贈り物を受け取る[※47]（西洋で晩年の誕生日によく添えられるブラックユーモア的、あるいは暗い誕生日カードと比べてほしい）。高齢者に関連した年中行事である「敬老の日」には、政府はすべての百寿者や超百寿者に金券を贈り、各県では高齢者のためのお祝いの会が開かれる。

最近行われたお祝いの会では、カ子さんが住んでいるところの市長が、彼女のお気に入りのボードゲームであるオセロの形の巨大なケーキを彼女に持ってきた。市長は、彼女がどのくらい負けず嫌いか知っていたが、彼女にゲームを挑んだ。撮影隊に向けた演出として、ケーキをオセロ盤として使った。市長はそうすれば再試合にならないと思ったのだが、これは賢明だった。カ子さんは負けるのが大嫌いで、対戦相手に自分が勝つまで何度も再試合をしかけることがよくあるからだ。後にカ子さんが存命する最高齢者となった時、同じ市長が祝賀式典に参加した。彼女は深くお辞儀をし、集まった人たちに対して今が一番幸せです、と語る姿が見られ

た。[※48]

これが日本の超百寿者の暮らしぶりである。人気スターのように扱われるのだ。カ子さんはよく日本のテレビに登場し、最近では時代劇や、毎週3人のセレブゲストが出演するテレビのリアリティーショーに出演した（カ子さんは、著名なお笑い芸人や人気モデルと同じ画面に映っていた）。ひ孫の女の子と一緒に感動的な日本の実話を取り上げる番組にも出演した。

最近、カ子さんは書道をしたり、日記を書いたり、折り紙やボードゲームをして過ごしている。彼女はまた、算数教室にも参加し、毎日計算問題に取り組み、身体的にも活発でいる。[※49]

日本の何がそのような長生きを促進しているのだろうか？　日本の最高年齢者の人々の寿命を検証する組織で働いている山本優美と話したとき、彼女の曾祖母で、ロールモデルとしている中地シゲヨさんについて話してくれた。中地さんは当時世界で5番目の最高年齢者で、115歳だった。優美は、日本人の超百寿者のインタビューを通して、自身の曾祖母のように、全員が年をとることに対してポジティブな態度で、家族からの感謝の気持ちや尊敬の念をとてもありがたく思っていることがわかった。

優美の上司であるアメリカ人のロバート・ヤングは、ここ16年間、ギネスブックに載せる世界最高年齢者の年齢を検証する仕事に携わっている。世界中を注意深く探す必要がある多忙な仕事だ。

人は木のように年齢を刻んでいくわけではないため、古い写真証や出生記録、かび臭くなっている婚姻届を見つけ出して生存期間を確認することに日々を費やしている。ロバートに日本の長寿を促進しているものが何か尋ねると、その質問を待っていたかのように笑って「文化です、日本の文化です」と答えた。日本は儒教にルーツを持つ国で、そのことが何世紀にもわたり国の最高年齢者たちを深く尊敬することや、適切な助言と得難いものの見方に対してごく普通に感謝することにつながっていると、彼は続けて語った。

ポジティブな年齢観の文化が、通常あらゆるところに浸透していることがわかった。日本では、年をとることについて良い感情を持っているのは当事者である高齢者だけでない。

日本の子どもたちも、高齢者と一緒に過ごすことを楽しみにすることを教えられる。多くの孫たちは、祖父母の近くに住むことがよくあり、特別な絆を持つ。子ども向けの昔話の登場人物たちの多くは、周りを幸せな満ち足りた気持ちにするような高齢者である。

それらのお話のなかでおじいさん、おばあさんを表すじいさん（jiisan）、ばあさん（baasan）は、親切で健康な人たちとして描写されていて、これらのお話はたいてい幸せな結末で終わる[※50]（悪役が子どもたちを焼いて食べようとする年老いた魔女の〝ヘンゼルとグレーテル〟のような、アメリカやヨーロッパで高齢者が登場する子ども向けの人気があるお話と比べてみてほしい）。

日本は世界の他の国々とともに発展し近代化してきたが、閉鎖的な社会であったため、アメリカやカナダのような異質性が高い国々よりも伝統的な文化の多くの要素を保っている。そして、この伝統的な文化は日本の人たちの考え方、生活の仕方に深い影響を及ぼしている。

日本文化は、〝集団的〟、つまり、個々の日本人が相互依存的でより大きな社会に組み込まれているようにみえる。一方、アメリカのような〝個人主義〟の文化は、社会的メンバーの自律と自立に価値を置いている。[※51]

文化心理学者のヘーゼル・マーカスと北山忍は、この文化的隔たりについて養育を例にとって次のように印象的に表現している。子どもたちに夕飯を食べさせようとして、アメリカ人の親は〝エチオピアのお腹をすかしている子どものことを考えて、彼らと違う状況でどんなに運がいいかに感謝しなさい〟という言い方を好んで使う。

一方、日本の親は〝一生懸命にこのお米を作ってくれたお百姓さんたちのことを考えなさい。食べないと、その苦労が無駄になってしまうからお百姓さんは残念に思うよ[※52]〟と言うようだ。

また、日本とアメリカの会社が従業員のやる気を引き出す方法を考えてみてほしい。生産性を上げようとしているテキサスの会社では、従業員に鏡を見て、〝私は美しい〟と毎日来社する前に100回言うように指導する。反対に、ニュージャージーにある日本人がオーナーのスーパーマーケットの従業員は、手をつなぎ、お互いに〝きれいですね〟と言うことから一日を始めるように教育されている。[※53]

一方の文化では主として自身を個としてみるが、他方の文化では、より大きなネットワークの一部としてみる。

この相互依存性は、その結果としてポジティブな年齢観の文化を促進したり支えたりする。68の異なる国々の何百万という人々を調べた研究で、ウィリアム・チョピックとリンジー・アッカーマンは、集団主義的文化では、露骨なエイジズムも暗黙のエイジズムも少なく、高齢者に敬意を示すことが多いと気付いた。[※54] そして、これらのポジティブな年齢観から長寿を予測することが可能であると私たちの研究からわかったのだ。[※55]

長寿の方程式

文化についてのこれらの見解から、長寿に関係する加齢というあらかじめ書きこまれたプログラムについてどのようなことが言えるだろうか？　異なる構成要素がどのように関連するかを考えるために、寿命の方程式を提唱したい。

L＝f（P、E）

この方程式で、寿命（L）は、人格や遺伝子などヒト（P）の変数と、その人を物理的・社会的に取り巻くものなど環境（E）の変数の関数である。

年齢観は各人の周囲の環境からスタートし、吸収される。すなわち、個人とそこで暮らす文化との連携によるものである。環境は高齢者への感謝の念を伝えることもあれば、構造的エイジズムの場合のように、高齢者に対して偏見を持つことを伝える可能性もある。[※56]

ギネスブックの長寿に関する専門家の主任であるロバート・ヤングは、フロリダ州で生まれたが、日本が高齢者に向けるような深い愛情を子どもの頃に持っていた。彼が3歳の時、大好きだった大叔父が亡くなった。母親は彼に「年だからよ」と言った。「その時に、年をとった人がまず亡くなるのだから、まずお年寄りと友達になろうと決めました」と言う。

1年後、4歳の時に、彼が言うところの〝あっと驚く瞬間（wow moment）〟があったことをロバートは思い出す。地元のニュースで108歳の女性の存在を知ったのだ。彼女はどうやって叔父よりも長く生きることができたのだろうかと思い、後に、世界中の寿命パターンに魅了されることになった。10代の時には、超高齢者についての記事を切り抜いて集め、ギネスブックに誰が世界で最高齢の人と思われるかについての提言を書いて送り始めた。

しかし、それは単に超百寿者の生活を記録することへの情熱だけではなかった。ロバートは、これらの人たちが、ユーモアを交えたエピソードと、ますます失われていく価値が高い世界の見方を通して、歴史的な過去につながりを持って今を生きる存在であることにすぐに気付いた。

例えば、その仕事を始めたばかりの頃に、ミシシッピー州に住む115歳のベティー・ウルソンに会い、歴史がよみがえるのを目の当たりにした。彼女はロバートに、再建下の南部(Reconstruction South)で奴隷の娘として育ったことを、苦しげに身を切るかのごとく語った。

独学で読み書きを学んだこと、ジム・クロウ時代の非道さ、人生を支えた回復力と希望について彼に語った。そして彼は、杖を手渡された。その握り柄は1世紀にわたって温かい手で磨かれて、滑らかで光沢があった。奴隷だった親類が彫刻を施したものだと彼女は説明した。先祖たちは、毎日彼女がこの世の中を歩いていく手助けをしていたのだ。

ポジティブな年齢観は長寿に二重の効果を持つ。長寿の可能性が高まることに加えて、この年齢観がもたらす様々な恩恵が、長くなった人生を充実した創造的なものにするのだ。

第7章

昼間には見えない星たち‥
晩年の創造性と感覚

一つの大きさがすべてに当てはまるわけではない

つい最近、下の娘が長めの週末で大学から帰省し、新しく選んだ研究分野について興奮して話してくれた。彼女は、哲学と認知科学を専攻することに決めたのだが、この新たな転向について興奮気味で顔を紅潮させていた。

この分野が世界の見方にどれほど多くの情報を提供するかを説明するため、彼女は夕食の席で、マーカーとナプキンをつかみ、2つの異なる花（デイジー）の形を描いた。一つは6枚の大きな花びら、もう一つはより小さな同じくらいの数の花びらである。

「2つの真ん中の円のうち、どっちが大きいと思う？」と彼女が質問した。

ためらうことなく、私は右側に描かれたものを指さした。右側の真ん中の円は、もう一つよりも2倍大きく見えたからだ。娘はナプキンをとりあげて笑い、中央の円の直径を測るため破線を描き、そのナプキンを半分に折った。すると、2つの破線が隣り合わせになった。

破線は同じ長さだった。つまり、2つの円はまったく同じ大きさだったのだ。

みなさんは、錯視についてよくご存じかもしれない。私はよく知らなかったのだが、ドイツ人心理学者のヘルマン・エビングハウスによって最初に紹介されて以来、100年以上にわた

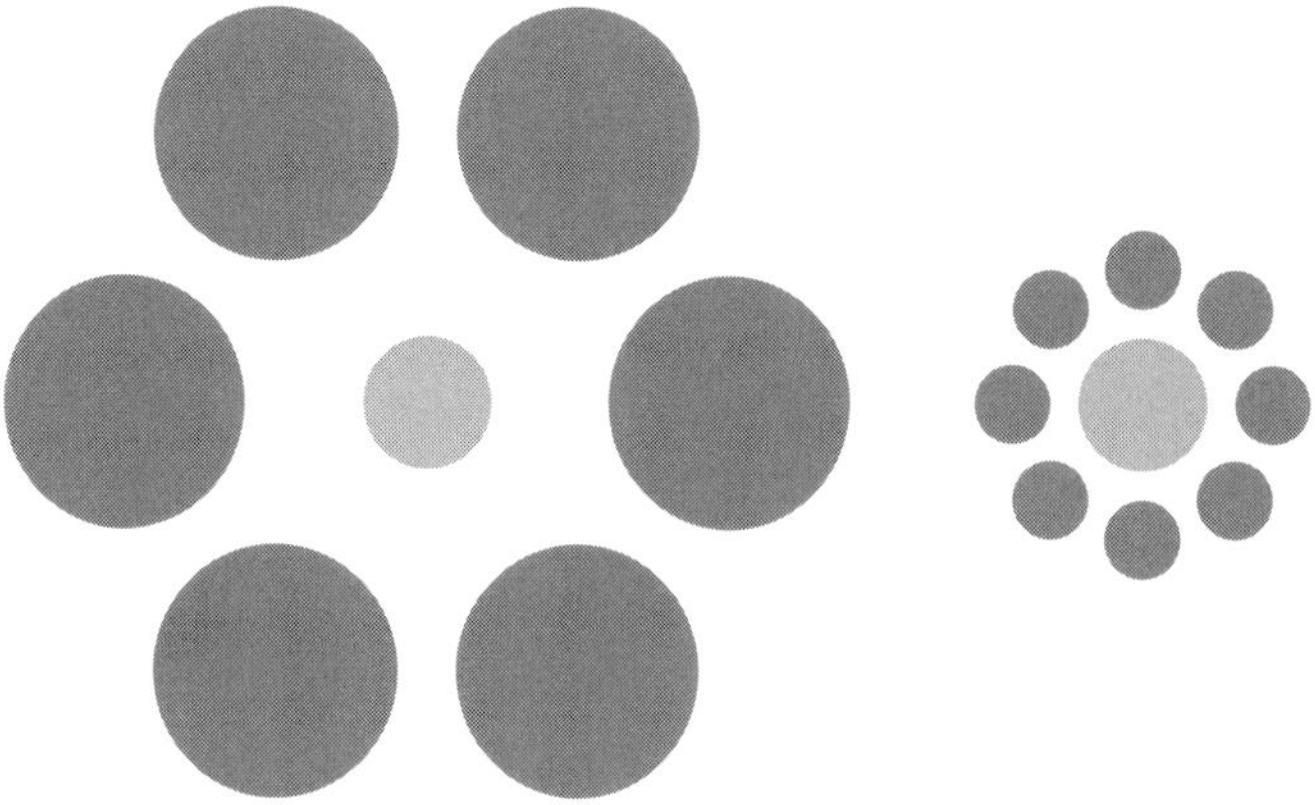

ってだまされてきた人々の長い列の一人に、私もこうして加わることになった。これは、私たちが周囲の情報を処理する際に、脳を待ち構えている落とし穴の説明をする方法として今日でも使われている。

この特殊な錯覚について私が好きな点は、知覚が文脈によっていかに影響を受けるかを示していることだ。この例では、花びらの大きさが真ん中にある円をどのように知覚するかに影響を与える。別の興味深い点は、子どもたちはこの錯覚に影響されない傾向があるということである。すなわち、錯覚は、時とともに世の中を渡っていくうちに獲得してしまう知覚の欠陥であり、文脈や環境に敏感な大人たちで特に強くなる。[※1]

ニュールック心理学と呼ばれる社会心理学の反骨的な小さな分野があり、物体や出来事についての私たちの認知が、目に見えない社会的・文化的な力によってどのように影響を受けるかを研究している。ニュールック心理学は、心理学者のジェローム・ブルーナーによって発展した。彼は両目に先天性の白内障による視覚障がいがあり、2歳まで目が見えなかった。[※2] 彼は残りの人生を、私たちがどのように世界を認識しているのかを理解しようとすることに費やした。

有名な研究の一つで、貧しい生い立ちの子どもは、裕福な生い立ちの子どもに比べて硬貨の大きさをずっと大きく知覚することを示した。[※3] このことは従来の感覚や知覚の研究を覆した。

長いこと、そして今日でも、私たちは世界を多かれ少なかれ客観的に処理すると考えられているからだ。しかし、信念や経験は、私たちが誰かということだけでなく、文字通り私たちが世界をどのように見るかに影響を及ぼすことがわかった。

ソロモン・アッシュは、今では有名になった実験で、物体の大きさや長さの知覚は、同調圧力や同調志向によって影響される可能性があることを発見した。そして、脳スキャンを使った追試的研究で、人が社会的プレッシャーを感じて決断をしている時には、〝合わせる〟ために物事を異なって見えているふりをするだけでなく、社会的プレッシャーが、物体の大きさや長さを知覚する脳の部分を変容させることが明らかになった。[※4]

私は、年齢観が知覚に影響を与える可能性があることを明らかにした。参加者は年齢についての固定観念で無意識にプライミングされた後、人や物（しわくちゃのナプキン）を動物に見立てる73歳の架空の女性についての短い記述を読んだ。ネガティブな年齢固定観念にさらされた参加者は、彼女の空想を認知症の徴候とみなす傾向があり、ポジティブな年齢固定観念にさらされた人は、創造性を表すものとみなす傾向があった。[※5]

それでは、年齢観は私たちの知覚だけでなく、聴覚や創造的な処理のような感覚系を使う能力にも影響を及ぼす可能性があるのだろうか？

この章の残りの部分では、これらの関連性を明らかにする。

1980年代に、マルコス・ゴイコレアというチリ人の耳鼻咽喉科の医師が、神秘的な巨大な頭を持つモアイ像で有名なイースター島を旅した。別の神秘であるその島の最高齢の住民の聴力を調べるためだった。そこで彼は、島で生涯を過ごした人が、南アメリカ本土でしばらく生活した人よりも、聴力がよいことを発見した（チリは1888年にイースター島を併合し、かなりの数の人が島から本土に移住した）。

ゴイコレアは、この相違は、対照的な日常の騒音レベルによるかもしれないと思った。すなわち、イースター島は、太平洋の真ん中に浮かぶ孤立して静かな場所だった。一方、チリは急速に都会化し、機械の騒音、クラクションを鳴らす車、その他、都市の喧騒があふれていた。[※6]

彼の発見のレポートを読んだとき、この聴力の優位性を、別のことで説明できるのではないかと私は思った。つまり、年齢観が役割を果たしているのではないか？　という点だ。

人類学の文献を詳細に調べた際に、太平洋の島に住んでいる人たちは伝統的にポジティブな年齢観を持っているが、南アメリカの年齢観は次第にネガティブなものになっていることを知った。[※7]

自身の理論を検証するために、私たちはニューヘブン地域の500人以上の高齢者へのインタビューを行った。[※8] 看護師たちは、四方八方に散らばり、外耳道内で様々なビープ音（日常会話で使われる音域を表す）が鳴る手持ち式の聴力検査器具をかかえて参加者の家を訪れた。そして、参加者にはビープ音が聞こえたら手を挙げてもらった。

研究開始時にポジティブな年齢観を持っていた高齢者は、ネガティブな年齢観を持っていた人よりも3年以上たった後も多くのビープ音が聞こえたことがわかった。

実際に、最もネガティブな年齢観を持っている人では、ポジティブな年齢観を持っている人に比べて、続く3年の間に聴力が低下した人が12％ほど多かった。それは、聴力においては、喫煙のようなすでに知られている他の要因よりも大きい予測因子だった。

知覚の晩年における変化は、生物学的なことのみによって決まるとしばしば考えられているが、これらの変化は文化によっても影響を受けるという証拠となった。

以降、他の研究者たちも同じ結果に至っている。[※9] 心理学者のサラ・バーバーが行った研究では、高齢の参加者に2つの物語のうちの1つを読んでもらうようにランダムに割り当てた。[※10]

一方の話では、若い人たちが大音量の音楽をヘッドフォンで聴くことで、聴力が低下しつつあるという内容を読んだ。2つ目の（嘘の）話は、高齢になると耳が聞こえなくなるという内容だった。2つ目の話を読んだ人は、1つ目の話を読んだ人に比べ、読んだ後に聞こえにくさを報告することが多かった。

昔の偉人の音楽を聴く

年齢の固定観念と聴覚との関係が注目されるのは、イースター島のポリネシア文化だけではない。

ポピュラー音楽は、老いへの恐れに満ちている。ざっと挙げると、ローリング・ストーンズの〝年をとるのはやっかいだ（What a drag it is getting old、Mother's Little Helper の歌詞）〟やミランダ・ランバートの『グラビティ・イズ・ア・ビッチ（Gravity Is a Bitch ＝年をとると重力に負けちゃうから嫌だ）』、ザ・フーの〝年をとる前に死にたい＝ I hope I die before I get old、My Generation の歌詞〟などがある。

しかし、よりポジティブな年齢観を支持する音楽のサブカルチャーも多く存在する。※11

そのため、ジャズの大家ソニー・ロリンズやアラン・トゥーサンのような高齢の音楽家が、70代、80代に入ってからステージに立つことがよくある。実際に、音楽分野には、年をとるにつれて上手くなるような演奏者が多くいる。

82歳のシンガーソングライターのメイヴィス・ステイプルズを例にとろう。彼女は晩年に記録的な数の人気アルバムを出した。または、作曲家のエリオット・カーターは、90歳の時（最初のオペラを作曲した時）に創造性を取り戻し、それは103歳で亡くなるまで続いた。または、私のお気に入りの一つ、レナード・コーエンのゾクゾクするほど美しい最後のアルバム『ユー・ウォント・イット・ダーカー（You Want It Darker）』は彼が82歳の時に発表されて、2週間トップチャートに載った。

晩年においてこれほど多くの成功の例があるため、多くの音楽家たちは、感覚や認知機能は衰えていくという加齢にまつわる言説にこだわらない。これはおそらく彼らが晩年においても音楽家ではない人よりも聴力が優れているからだろう。

高齢の音楽家は騒音が多い環境（例えば、とても騒がしいレストランのような）で会話を聞く際に音楽家でない人よりも40％聴力が優れていて、平均年齢70歳の音楽家は平均年齢50歳の音楽家でない人と聴力が同じくらいである。[※12]

高齢者のこの聴力の優位性は年齢観と結びついているように思う。音楽の分野では多くのロールモデルとなる高齢の音楽家と知り合うことができ、自身が年をとった時に演奏に専心し続けることに役立っている。音楽経験、あるいは、野鳥観察のように音と積極的に接することを真剣に追求した経験は、音を解釈し音に意味を持たせることを司る脳の部分を使い、聴覚を向上させ、ひいてはポジティブな年齢観を強める。[※13]高齢の音楽家の多くが、最後の時まで、つま先をトントン踏み鳴らしたり、音符をすらすらと書き続けたりすることは不思議ではない。

ノースウェスタン大学の聴覚神経科学研究所を率い、時間がある時にはエレキギターを演奏するニーナ・クラウスは、音楽は聴覚に関与するだけではないことを発見した。音楽を作ることは、私たちの感覚系や認知システムだけでなく、脳機能、注意力、記憶力を動員する。結果として生じる脳の変化は、音楽を定期的に作る人の中ではより深いものになる。

ニーナによると、どんな楽器、どんなタイプの音楽（歌うことも含む）、どのような専門レベルでもよいそうである。

彼女の研究では、シカゴ出身のプロのブルースの音楽家からアマチュアのハーモニカ演奏者に至るまで同じ脳の優位性が発見された。また、晩年になって初めて音楽を作り始めることは、脳と聴覚にプラスになる可能性があることもわかった。高齢の音楽家は音楽に対する聴覚が優れているだけでなく、彼らの脳は様々なタイプの音を処理することにも優れている[※14]、とニーナは言う。

そして、騒々しい環境から特殊な音を区別する能力といった音楽家が生涯にわたって高めるいくつかの技能は、コンピュータを使った6週間のサウンドトレーニングでも身につけられる可能性があり、そのトレーニングによって高齢者の聴力はかなり改善された[※15]。

ニーナは聴覚脳への年齢観の影響を研究していなかったが、環境から得られたポジティブな年齢観が、晩年の聴力の良さや、その他の感覚の向上にもつながる可能性があることを、自身の発見から理解できると言った。このことは、年齢観によってストレスが減り、音楽に関わる傾向を増す場合には特に当てはまりそうである。

世代を超えて一緒に音楽を作るような有意義な活動も、ポジティブな年齢観を強める可能性がある。※16

私の夫は地域のオーケストラで様々な世代の人たちと一緒にバイオリンを演奏している。娘は、小さい頃からずっと、プロの音楽家である父方の祖父母が入っている様々な世代が属している室内楽団で演奏していた（私の音楽の技能は、子どもの頃に習ったほんの少しの簡単な曲をピアノでガンガン弾く程度で止まってしまったが、家族が練習したり演奏したりするのを聴くのを楽しんでいる）。若い音楽家が、高齢の音楽家と一緒に演奏した時に、十分な経験と専門知識を積み上げてきている年齢層を尊敬するのは当然のことだ。

〝これほど黄金に輝いていなかった〟：高齢者の感覚

西洋では一般的になっている文化的な言説では、まさに若い人は感受性が強く、可塑性があるが、年をとっていく過程で頑なになり、柔軟性を失い、感情を失っていくと考えられている。

が、イギリスのブッカー賞を受賞したペネロピ・ライヴリーは87歳で次のように書いている。

「私は、今までと同じぐらい世界に対して敏感だ、見るもの、聞くもの、感じるものすべてに対して敏感だ。

春の陽光と庭のクリーム色と紫色のクリスマスローズを大いに楽しんだり、選択的中絶の倫理観についてのラジオ討論を聞いて、時に話題に口を出したり、電話の向こうのいとしい声が大きな喜びをもたらしてくれたりする。

高齢期には、大きな変化があると思う。感じ方が一変する……。春はこれほどまでに鮮やかでなかったし、秋はこれほど黄金に輝いていなかった[※17]」

ライヴリーは、彼女の名にふさわしく、官能的で、触れるかの如く、熱く世界を描写する。彼女は、これまでに40冊以上の本を書き、直近の4冊はここ10年間に書いたものだ。そのうちの2冊は自伝であり、彼女にとって高齢期は官能的に豊かなものであるだけでなく、内省的で生産的な時期であることを示している。

ジョアン・エリクソンが著書『英知と感覚：創造の方法（未邦訳、原書：Wisdom and the Senses: The Way of Creativity』88歳の時に出版された）で示唆するように、高齢者の創造性は、感覚を糧とし、かつ、感覚を育むものである。後に夫となるエリクにウィーンで会った時、彼女はプロのダンサーで、芸術と創造性、人の発達におけるそれらの役割について、成人期を通して深く考えていた。

感覚を生き生きと鋭く保つことを後押しし、維持し、高めさえするには、ライフサイクルを通して人はどの方向に進むのがベストなのだろうか？　どのような活動が必要な関わりを促し、普遍的に昔から続いている豊かな生活のための方法なのだろうか？

答えはもちろん、創造的な活動全般、特に生涯を通しての芸術的なすべての創作や行動がこの充足感を満たすということである。[※18]

ペネロピ・ライヴリーとジョアン・エリクソンの見解に基づき、晩年のポジティブな年齢観、創造性、感覚的経験には好循環が存在する可能性があると私は考える。

私が伝えたいことを理解してもらうためナンシー・リージに会ってほしい。

迷路の中心を見つける

ナンシー・リージは、バーモント州にある神秘的な名前のノースイーストキングダムに住む63歳のアーティストである。

私たちが話したのは2月のことだった。アメリカ北東部全体が厚く積もった一面の雪に覆われていた。にもかかわらず、ナンシーは雪の日に学校から帰る子どものように嬉しそうだった。冬は彼女のお気に入りの季節で、彼女はそこに静かで瞑想的で、冷たくすがすがしいものを見出す。彼女は、迷路、すなわち瞑想することができる円形の散歩道を、13年間にわたって作っている。

その迷路は、現代のコミュニティではめったに出会えないが必要とされている小径だ。そこでは散歩する人が心を静かにし、自身の静けさに耳を澄まし、中心を探すことができる、と彼女は言う。冬には、雪をかきわけて迷路を作る。「雪靴2足分の幅です」と誰が歩いても十分な空間を説明する。夏には草を刈り、小径に七面鳥の羽根をちりばめる。

私たちが話した時には、ナンシーはグリーンズボロの人たちのために5つの迷路を作り終えていたのだが、それがこれまで彼女が一度に創作した最も多いものだった。

直近のものは地元の学校の前にある。村の5、6年生は、教室の窓から彼女が1週間かけて作るのを観ていて、次の週には様々な年齢の人とそこを楽しく散策した（グリーンズボロの小径については、あとがきで振り返る）。

数千年の間、迷路は、ジャワ島、オーストラリア、ネパールのような異なる場所の硬貨、岩面彫刻、競技場、鉢、籠を飾っている。

多くの地域の言い伝えで、迷路と先祖との間には強いつながりがある。迷路は、先祖の家や先祖自身につながる象徴的な小径の役割を持つとされる[※19]。

ナンシーが自分の仕事について語るのを聞いた時、チベットの僧侶が、色のついた砂の粒を注意深く落としていくことによって、複雑な幾何学模様の砂の曼陀羅を創り出すのを思い出した。3年はかかる可能性があるその模様がついに完成した時、僧侶たちはそれを壊す。人生が永久に続くものでないことを思い出させるためだ。

ナンシーは同じ理由で迷路を作ることに魅力を感じている。通常、迷路は1シーズンで最長でもほんの数週間しかもたない。そして、そのことによって、今を生きている。彼女は迷路を重い石で作る人もいることを知っている。が、雪をかきわけて作った迷路が、次の雪だまりで吹き飛ばされてしまうかもしれないことが何より好ましかった。

ナンシーは、中心という考えに神秘的なまでに魅了されていた。彼女は、迷路の中心を最初に決める。

「その場所を歩いて、最初に中心を決めます。ただ目を閉じてどこに中心があるか自分の身体を通して感じます」

それから〝その土地、地形、勾配や風向き、近隣の音、外側の境界の感覚〟を得るため、周囲を見渡す。そして、小径の方向、大きさ、折り返し地点を選ぶため、時折目を閉じてもう少し周辺を歩く。彼女はこの創造的な過程を、直感に従って行っていると語る。

会話の中盤で、子ども時代について尋ねるとすぐに、「私が魅力を感じ、必要としているバランス、静寂、ただ存在することは、間違いなく祖父母が持っていたものです」と、ナンシーは祖父母のことを話してくれた。彼女は両親を愛していたが、両親が〝ハムスターの回し車から降り〟て、もっとのんびりしてくれればいいのにと、いつも思っていた。

〝彼らは生計を立てていかなければならなかった〟ことはわかっていたが、両親の人生へのアプローチは、近くで暮らしていた祖父母の生活とはまったく違うと思っていた。祖父母も忙しかったが（彼らは地元の児童養護施設のためのボランティア組織を運営していた）、彼らは〝多くのことをしようとして奔走していたのでなく、ただそうすることに心地よさを感じていた〟。そのため、自分は年をとってだんだんと祖父母に似てきたと語る彼女は嬉しそうである。

年をとるにつれて、ナンシーは、対称性やバランス（寄り添うように配置された、蛇行する小径からなる迷路では重要だ）に、より焦点を当てるようになった。そして、自分の作る迷路がよりよくなってきていることに気付いた。彼女は、それが自分が似てきた人物像と何か関係があるのかわからないけれど、と言う。つまり地域に貢献する方法を模索し、〝ただ存在し、ただ、より生き生きと〟時間を外で過ごすことに熱心だった祖父母のような人間だ。

初めて話したすぐ後に、ナンシーは私に最新の迷路の写真を送ってくれた。写真には次のようなメッセージが付いていた。それは「高齢者は境界線や壁、〝ルール〟を乗り越えることができます。世の中を渡るにつれて、私たちはその内側を歩むことを学びます。私たちを本当の自分、本当の存在から切り離す暗黙のルールを捨て去る、という希望を高齢者にみることができます」というもので、高齢者に価値を見出す理由を説明するものだ。

メッセージの最後に、高齢のベネディクト派の僧侶デヴィッド・スタインドル＝ラストを引用していた。「雪のひとひらが空中でわずかに動くのを聴くことができるぐらいあなたが静かでありますように。そうすれば、あなたの内なる静寂は、静かな期待へと変わるかもしれない」

〝アルターシュティル（古いスタイル）〟と深い井戸から汲み出される生きた経験

68歳のヘンリー・ロングフェローは、ボウドン大学の50回目の同窓会でのスピーチを頼まれた時、この機会のために書いた詩を読んだ。

遅すぎる！　いや、何も遅すぎることはない
疲弊した心臓が鼓動をやめる時までは……
チョーサーは、ナイチンゲールがいるウッドストックの森で
60歳の時に『カンタベリー物語』を書いた。
ゲーテは、ワイマールで最後まで苦労し80歳を過ぎた時に『ファウスト』を完成した……
私たちはどうだろう？　何もせずに座ったまま言うのだろうか、
夜になってしまった、もう昼ではない？　と……
私たちにはすべきこと、あえてやってみるべきことがある。
最も古い木でも実をつけることができるのだ……。

年をとることは若さに劣らずチャンスである。
別の服は着ているけれども。
黄昏が消えていくにつれて
空は昼間には見えない星々でいっぱいになる。

この詩は150年前に書かれたが、その主張や関心は現代に通じる。ロングフェローは、穏やかに、しかし、きっぱりと高齢期は機会が失われる時期であるという考えに反論した。むしろ、高齢となって初めて新しい形で物事を認識できることを強く主張している。

晩年の創造性を研究しているカリフォルニア大学の心理学者ディーン・サイモントンは、時や文化を超えた〝創造性〟と彼が呼んでいるものについて調べ、〝撃った弾の総数に対する命中率は、年をとっても変わらない〟ことを発見した。[※20]

つまり、創造的な仕事の質は生涯を通して変わらない。さらには、〝遅咲きの人〟といわれる、晩年にピークを迎える〝創造的な人〟の例が多くある。[※21] これについては、ある程度選択する分野による。理論物理学や純粋数学のような分野では早期にピークとなる傾向がある一方、蓄積された知識で成り立つ分野は、もっと遅い時期にピークを迎える傾向がある。例えば、哲学者のイマニュエル・カントは、人生後半の50代、60代に最も重要な作品の多くを書いた。

年をとって明らかに優位となることの一つは経験である。

グァルネリ弦楽四重奏団のバイオリン奏者のアーノルド・スタインハートとそのメンバーたちは、年をとるにつれて、作曲家の感情がよくわかるようになったことに気付いた。[※22]これは、年をとるにつれて他者の感情を読むことがうまくなるという、科学的に明らかになりつつあることと一致する。

そのキャリアを通じて、グァルネリ弦楽四重奏団は、特に劇的で心に残るシューベルトの作品『死と乙女（Death and the Maiden）』を何百回となく演奏した。これは、シューベルトが1824年に瀕死の状態で作った曲である。スタインハートは、20年を隔てて行われた2つの録音を聴き、音楽家としての技法が著しく向上したことに気付いた。グァルネリ弦楽四重奏団は、時を経て、死にゆく作曲家の意図をよりよくとらえて、第3楽章、最終楽章でテンポを落とすようになった。

スタインハートは「これほど多く演奏した後でも向上し続けていることは、励みになるだろうか、それとも、適したテンポのような明らかなことがわからないままこれほど長い間演奏してきたことで気が滅入るだろうか」と考え、「おそらく、今演奏しているテンポは、一つ一つの前の演奏を経なければ得られなかったものだ」とした。[※23]

美術史家や創造性を調べる研究者たちは、そこに高齢期のスタイルまたは年代別スタイル

（Alterstil）の証拠を見出している。すなわち、〝技法、感情的なトーン、主題の劇的な変化〟だ。ドラマ感が増し、より直感的技法によるアプローチ、視点の拡大、直感と無意識に頼ることが特徴的だとみている。※24

芸術家のベン・シャーンが66歳の時に気付いたように、創造的プロセスにおける内面生活への気付きが大きくなっているという。彼は〝意識から最も遠く、内面に深く埋め込まれたところ〟から次々と多くのものを引き出した。〝ここでこそ、私たちは唯一無二の至上の存在で、最も完全なる気付きを得ることができる〟ためである。※25

ミケランジェロが50年の時を経て彫った2つのピエタ（Pietàs）は、〝高齢期のスタイル〟と、しばしば年齢とともに向上する創造性を説明する良い例である。

彼は23歳の時に、現在サン・ピエトロ大聖堂の入り口に展示されている息子イエスの亡骸を、腕枕をして膝の上に抱く若いマリアを描写した聖書の場面を彫った。

その後、熟練した芸術家として、ミケランジェロは年齢観から力を得ていた。彼は晩年に「私はまだ学んでいる（Ancora imparo、ラテン語）」と発言したことで知られている。※26 72歳の時、同じ場面を彫ったが、型破りな方法を用いた。フィレンツェのピエタは、3人の結びついた人物が描写されている。すなわち、下の3分の2がイエス、聖母マリア、マグダラのマリアであり、上の3分の1に一人の老齢の男性が描かれている。後ろに立って他の3人を支えている老人は、自画像だった。この芸術家はこの彫刻を自身の墓に飾ろうとした。
最初のピエタでは、マリアは顔に悲愴感を浮かべることはなくイエスを見下ろしている。
2つ目では、イエスを支えながら、取り乱しているようにみえる。彼女は一人では支えることができないのだ。老人が彼女を助けている。または、彼女は一人で苦しんでいるわけでない、とも言える。彼らの像は物理的に、そして感情的に結びついているのである。それはより優しく、人間らしい愛と悲しみをよりいっそう深く表現するものである。
19世紀のイギリスの風景、海の風景の画家で、海と光の印象的な描写で知られるジョゼフ・ターナーもまた、晩年に視点が広がった例として挙げられる。彼の伝記作家によると、60代で〝ターナーの視点は広がり、特異的でなくなり〟、〝ささいなことに目を向けなくなり〟、それが〝ターナーの晩年の絵の壮大さ〟につながったという。[※27]
写真家のジョー・スペンスが、婚礼写真のような商業写真から、医療専門職からの偏見のような大きな社会的問題に対峙する革新的なドキュメンタリー写真へと焦点を切り替えたのは50代の時だった。自伝『私、階級、家族（原題：Putting Myself in the Picture）』の中で高齢の女性としての入院経験を描写した。[※28]
医師は彼女のベッドサイドに一群の医学生を従えて現れ、診療記録をざっと見た。そして、学生に向かって癌の宣告を下した後で、切除すべきということを示すため、無言のまま彼女の左胸に十字を描いた。

スペンスは、医師によって人間ではないように扱われたそのやり方に抗議する方法としてカメラを使った。

彼女は裸の自画像のシリーズを撮影した。胸に十字が描かれたものや、身体に〝ジョー・スペンスの物？〟という質問が書かれた写真もあった。

心理学者のジェームズ・ペネベイカーは、この500年の間の10人の著名な英語圏の詩人、脚本家、小説家（男性・女性同数の著者）の作品のランドマーク言語分析で、著者が年齢を経るにつれてその認知的な複雑性が増すことを発見した。

彼は、〝気付く〟という場合のように、〝メタ認知〟を示す単語や、思考に関する考えを指すことばなど、著者のことばの使用を分析する研究を行った。

そして、ことばの使い方と加齢とは多くの著者で〝きわめて顕著に〟関連すると結論付けた。年齢に伴って認知的な複雑性が増すという発見がゆるぎないものであることを示す例として、アメリカ人詩人エドナ・セント・ヴィンセント・ミレイや、イギリス人小説家のジョージ・エリオットは、〝彼女らが書いたジャンル、国籍、世紀〟が異なっているという事実にもかかわらず、両者ともに年齢に伴うことばの使い方の向上が明らかにみられる、と指摘した。[※29]

同様に、心理学者キャロライン・アダムス－プライスは、高齢の著者はより直接的に情緒的な意味でことばを使い、若い著者は、文字通りの意味に使う傾向があることを見出した。[※30] 彼女は、同数の若者と高齢者に、12人の著者の年齢を示さずに、その著者の作品を評価することを依頼した。すると、読者は、自身の年齢に関係なく、高齢の著者の作品のほうが良く書かれていて、深い意味を持ち、〝より共感的な響き〟がある、と評価した。

アダムス－プライスは、〝おそらく、晩年の著作は、統合、内省、さらには英知、といった晩年の思考のポジティブな面を反映するのかもしれない〟と結論付けている。[※31]

再創造

高齢の芸術家たちの多くは、晩年に自身のこれまでの著しい成功に対してしばしば再創造を行うことがある。

ピアニストであるアルトゥール・ルービンシュタインは、鍵盤上で指を素早く動かすことができなくなったことがわかった時、音楽に対する手法を変えた。フレーズの区切り方を変えて、劇的な場面の前でよりペースを落とすようにし、その後、その音楽の一番の盛り上がりのフレーズに向けてスピードを上げていった。[※32]

アメリカの民俗芸術家で、〝グランマ・モーゼス〟として広く知られているアンナ・メアリー・ロバートソン・モーゼスは、70代後半まで刺繍作品を作っていたが、指にリウマチを患い、代わりに絵を描き始めた。彼女は101回目の誕生日まで毎日描き続け、晩年の長いキャリアの中で1100を超える絵画を生み出している。[※33]

そして、アンリ・マティスは、手術の後に、イーゼルに向かって立つことが難しくなったため、人生最後の10年間は、描くことからハサミを使って色鮮やかな活気に満ちた切り紙絵を作ることに創作の仕方を変えた。彼はこの再創造を〝第二の人生〟と呼んだ。[※34] 多くの評論家は、この時期を彼の芸術の最も輝かしい章の一つであるとみなしている。[※35]

〝時代の方向性を変えた〟7人の高齢の創造的な人々の人生の分析で、ハワード・ガードナーは、彼らが晩年にどれほど大きな転換を行ったかを記述している。[※36]

例えば、フロイトは、医学的ケーススタディを書くことから、広く文化や文明を思索することへとシフトした。

アメリカ舞踊を改革し、モダンダンスをより情緒的に豊かに表現したマーサ・グレアムは75歳で舞踊から引退した。そして、79歳の時、彼女の舞踊団の製作責任者兼振付師として再登場し、芸術形式に再登場前と同様の大きな遺産をもたらした。

芸術家にはよくキャリアの終わりに近づくと活性化されることがあるという、すなわち〝白鳥の歌〟と呼ばれる現象がある。[※37]

アメリカ人著述家のヘンリー・ロスは、最初の小説『それを眠りと呼べ（原題：Call It Sleep）』で28歳の時に大きな成功を経験した後、ライターズ・ブロックに陥り、70代、80代に6つの小説を猛烈に執筆するまで、45年間何も書けなかった。

彼は書くことは、過去を振り返ること、と将来に目を向けることの両方に役立っていると感じており、若い頃の後悔や死というものに対処できるようになった。彼にとって、晩年に書くことは、彼の主人公の一人が『フロム・ボンデージ（未邦訳、原題：From Bondage）』の中で語っているように、〝残された未来に向けて開かれた窓……生き続けること、すなわち贖罪〟となったのだ。[※38]

心の健康についてみてきたように、年をとるにつれて、感情的知能を有意義に活用し、人生を振り返ることに取り組む機会は増えてくる。

このことは創造への衝動を掻き立てる強力な流れを生み出す。晩年の人生の意味を見出そうとし、意味のあるものにしようとする意欲が新たな創作やよりよい創作へとつながるからである。

リズ・ラーマン：天才ダンサー

舞踊家で振付師のリズ・ラーマンは69歳になった時、創作的展望の変化を探していた。彼女は夫に「仕事を変えるか、家を変えるか、夫を変えるかしなければいけないわ」と冗談を言った。夫はそのままだが、その他の2つは変え、メリーランド州ボルチモアからアリゾナ州フェニックスに引っ越し、アリゾナ州立大学の舞踊の教授になった。

その時以来、自身の創造性について考え、取り組み、そして他者がそれを見つける手助けをしている。リズは創造性を発揮するために、人生を大きく変える必要はないことを示してきた。私たちは人とのつながりを変え、広げることができると主張する。

大学院時代、私は一度リズとダンスのワークショップを行ったことがあるのだが、とても革新的でエネルギーに満ちており、3人の高齢のダンサーと一緒にダンスをしているところを撮った30代の彼女の写真をその時以来ずっと机の上に飾っている。

そのせいで、彼女が創造のプロセスについて私に話すことを同意してくれた時、執筆に付き合ってくれている旧友と話しているように感じた。

リズは、マッカーサー賞、通称〝天才賞〟を受賞した。〝どこでダンスができるのか、誰がダンスをできるのかを再定義した〟という理由である。彼女は、ポジティブな年齢観と創作活動との相乗効果の象徴といえる。ベニントン大学を卒業したすぐ後に高齢者とダンスを始め、最初に振付を行ったのが高齢のダンサーだった。当時、彼女は母親の死によるとてつもなく大きな喪失感で打ちひしがれていた。悲しみをダンスに込め、母親を天国に迎え入れる老天使を思い描いた。そして高齢のダンサーに天使を演じてもらったのだ。

「うまくいくかどうかわかりませんでした」と彼女は語った。

「ただ私には、この作品を作ることが必要で、高齢者に出てもらうことが必要だと考えました」

いったん高齢者に振付を始めると、決して止まることがなかった。彼女は、ワシントンD.C.にダンス・エクスチェンジというダンスグループを創設した。このグループは個人的な物語に依拠することや一般市民の参加、そして、世代を超えたダンサーで有名となった。

一方で、エイジストからの圧力により、西洋諸国の職業ダンサーの多くは35歳までに引退する。[※39]

その時以来、リズは、これまでダンスをしたことがない高齢者や、ダンスをやめなかった人たちを含むすべての年代の数えきれないほどの人々をダンスの場に集めた。彼女が求めているのは完全な技術を彼らに教えることではない。ダンスが人々の身体と自己認識にもたらすことは、ゆったりとして、原始的で、楽しいことである。

「よくありがちなのは、〝あらたいへん。私がしていることを見て!〟です」とリズは嬉しそうに言う。

そして、世代を超えたダンスは、高齢者が社会に意義のある貢献をしているという年齢観を、高齢、高齢でないダンサー双方で強めることに役立っているとリズは信じている。「高齢のダンサーは年齢特有の動きをします。人が、本来の自分の身体に合った動きの表現で、考えや感情に調和して動くと、驚くほど美しいです！」とリズは説明する。

トーマス・ドワイヤーは85歳で、30年来のリズのダンスカンパニーのダンサーである。生涯にわたる保守派の共和党員で、海軍の退役軍人（キャリアの大半は船のモールス信号の操作員であった）で、6フィートの本人いわく〝筋肉がない背の高い痩せた人〟だ。彼は、ダンサーらしくないダンサーであることを最初に認める。〝私がダンスをするのを見れば、誰にでもできることがわかるでしょう〟と言う。彼は最初のダンスのワークショップに兄にせがまれて参加した。彼の兄は運動のクラスと思って早い時間のワークショップに間違えて申し込んでしまったのだ。二人ともすぐにとりこになった。

トーマスのお気に入りのダンス『スティル・クロッシング（Still Crossing）』は移民がテーマだ。それはステージをゆっくりと転がる高齢者から始まる。リズは、彼らを〝祖父の亡霊、私たちそれぞれの想像の中に存在するすべての移民たち〟と説明する。12名の高齢者を含むすべての年齢層のダンサーがステージに上がる。

最初に演じられた場所は、自由の女神像だった。

他のダンスでは、トーマスは下着姿で足を椅子の上に載せて腕立て伏せ60セットを行う。終演後、観客は彼のところにやって来て、彼がその年齢で腕立て伏せができるのを見てびっくりした、と必ず言うのだ。[※40]

東京で、若いプロダンサーと初めて踊るという日本の高齢者を集めた研修に参加した際、高齢者がスタジオに入ってきたとき、彼らは数多くのアメリカ人高齢者のように、一瞬たりとも自分を卑下していないことにリズは気付いた。

「アメリカでは、高齢者を貶めるメッセージがいたるところにあります。それらは葉が内側を向くように高齢者を内側に向けさせます」

と言い、手を掲げて内側に丸めた。そして、間髪を入れずに葉がしぼむように体を丸めた。

「ですが、いったん彼らをダンスに引き込むと、彼らはすべてのネガティブなメッセージに耳を貸さず、変化が起こります」と彼女は言った。

彼女は再び手を上げて「もう一度、ちょっとの間、葉っぱを想像してください。茶色くもろい葉ではなく、葉に水が流れ、養分が与えられるのを想像してください。すると、柔らかくなって開き、外に向かいますね」

ダンスが高齢のダンサーを変えるのは身体との関係を考え直すことによってだけではない。世代を超えるという要素も、高齢者としての可能性の感覚を変える。世代を超えたダンスが効果的である理由の一つは、60代と20代の人が実際に共通点を多く持っているからである。「ある意味では、同じように人生が変わる段階にいて、大きな問いに向き合っています。〝私はどこに向かっているのだろうか？　残りの人生をどうしようか？〟という問いです。そしてこれらの問いは痛みを伴います」とリズは言う。若い人たちは高校や大学を終了しようとしており、高齢者はキャリアを締めくくりつつあり、生活設計を変えようとしている。一緒に踊ると、〝彼らはとても親しくなる〟とリズは語る。高齢者についてのネガティブな固定観念的な考えは打破される。

「世代を超えるというとすぐに幼稚園児と祖父母を思い浮かべる人が多いけれど、若い人と高齢者との間には特別な親和性があると思う」とリズは言う。若い人の多くは愛や支えが得られるところを探し求めており、一方で多くの高齢者はどうしたらこれらを分かち合えるか、を求めている。

リズは数えきれないほどの若い人たちが、高齢者と身体を通して交流し、協力し合うことで変わるのを見てきた。〝彼らが切望していたように愛されていると感じたため〟である。

リズは世代間の創造的活動の美点は、受け入れられていることを感じながら異なる年齢の人たちが一緒に取り組むことを可能にし、枠組みを提供することだと信じている。

現在、73歳のリズは自身の人生で最も生産的な時の真っ最中にいると思っている。教えることを続けながら、彼女は最近、オンラインで、無料で提供する創造性ツールキット（『創造性の地図（The Atlas of Creative Tools）』）を考案し、女性の身体にまつわる固定観念についてのダンス（『邪悪な身体（Wicked Bodies）』）の振り付けをした。また、レガシー・オブ・チェンジ（Legacies of Change）というプロジェクトでアフリカ系アメリカ人のプロダンスグループであるアーバン・ブッシュ・ウーマン（the Urban Bush Women）と一緒に仕事をした。熟練した技能と独創性は、数十年という経験の結果、ますます深まっていると彼女は感じる。教えることと演じること、コラボすることの間に、かつてないほど多くの一度もダンスをしたことがない人たちにダンスを提供したいとも思っている。

年をとるにつれて、彼女は常に後に続く人たちをどのように援助したらよいか考えていた。「レガシーとは、過去を振り返るだけでなく、未来を見ることでもあります」と語る。前に向かうために、高齢者が思いのままに創造的で生産的になることを阻む障壁について考えることが重要だ。

この点が次の章の目的である。

著作家で社会批評家であるジェイムズ・ボールドウィンが〝直面するすべてを変えられるわけではないが、直面するまでは何も変えることができない〟と書いたように。

第8章

エイジズム：有害な複数の触手を持つもの

〝エイジズム〟の誕生

リチャード・ニクソン大統領の辞任につながったウォーターゲート事件を公表する3年前、25歳のカール・バーンスタイン記者は別のスキャンダルを明るみに出そうと懸命だった。

1969年3月、ある風が強い朝、バーンスタインは精神科医のロバート・バトラーにインタビューをしていた。その内容は、ワシントンD.C.郊外のアパートを高齢者施設に変えるという計画に、住民の反感が高まっていることについてだった。高齢化諮問委員会の会長であるバトラーは、この地域が変わってしまうと心配する近隣住民と会ったばかりだった。彼らの心情についてバトラー医師は、「住民は、麻痺があったりして自分でうまく食べることもできない人たちが、歩道の縁石に座りこんだり、杖で近所を散らかしたりするのを見たくないんです」と語った。[※1]

同じ近隣地域に住んでいたバトラーは、このような醜いネガティブな固定観念化を人種差別や性差別の固定観念化と同じようにとらえていた。

これらの2つの〝〇〇主義〟がそれぞれ有色人種や女性にネガティブなレッテルを貼り、機会や権利から遠ざけているのと同じように、バトラーが〝エイジズム〟と名付けた高齢者に向けたこの偏見は、高齢者からも平等という権利を奪った。これが、その偏見に初めて名前が付けられた瞬間だった。

影響力が大きい著書である『老後はなぜ悲劇なのか？――アメリカの老人たちの生活（原題：Why Survive? Being Old in America）』の中で、バトラーはエイジズムを〝高齢を理由とした高齢者に対する、組織的な固定観念化のプロセス、または差別〟と定義した。

エイジズムの２つの要素が相互に強化し合っていることに彼は気づいた。つまり、ネガティブな年齢固定観念は年齢差別につながり、年齢差別によって年齢固定観念が活性化し強化される。

最後には〝エイジズムは若い世代が高齢の人たちを自分たちと違うと考えることにつながる。こうして若い人たちは高齢者を微妙に人としてみなさなくなっていってしまう〟とバトラーは書いている[※2]。

バーンスタインは、私との会話の中で、バトラーとの出会いがひらめきの瞬間だったと回想した。以前、高齢の親戚が十分な治療を受けていないのを目の当たりにして、エイジズムに直面したが、彼はそのことを差別的とか組織的とは考えなかった。しかし、バトラーと出会った後は違った。

「近隣に高齢者が住むことを望まない多くの市民の話から、エイジズムの現象についての記事に変わりました。私は影響を受け、その出来事の後から、エイジズムを意識するようになりました。それは、他者に対する恐れであり、一時期のユダヤ人やアフリカ系アメリカ人やカトリック教徒を恐れることと違いがありませんでした。差別は差別です。恐れと固定観念に基づくものです」とバーンスタインは回想する。

ロバート・バトラーのおかげで、エイジズムの現象がついに明るみに出されたのだった。そして50年後、不幸にもエイジズムは繁栄し続けている。

私たちは、年齢観の健康への深刻な影響についてみてきた。ここからは、どのようにネガティブな年齢観が社会的なレベルで、タコの触手のように絡み合いながら伸び、無言のうちに、複雑に、しばしば致命的に作用するかをみていこう。

エイジズム：沈黙の伝染病

人々が年齢差別主義（エイジズム）の損害を軽視したり粉飾したりするのは普通のことになっている。私の仕事内容を説明すると、聞いた人は、エイジズムは深刻な問題ではないか、もしくはそれが存在しないかのように話すことがある。さらには、私が最近聞いた、〝年齢差別は、がたがきている高齢者に向けて掲げられた鏡のようなものだ〟というコメントのように、エイジズムが高齢者のせいであるかのように話すこともある。

エイジズムの矮小化と、彼らが直面している偏見や差別で高齢者を責めることで問題をさらに悪いものにしている。

私のプレゼンを聴いている人たちに、直接年齢差別を体験した、あるいは、誰かが体験しているのを見聞きしたことがある人がどのくらいいるか尋ねると、ほとんどの人が手を挙げる。今日、アメリカでは高齢者の82％が定期的にエイジズムに遭遇しており[※3]、私がこれまでに調べたどの国でもエイジズムの例があった。これほど多くの人がエイジズムを体験しているにもかかわらず、人によってはエイジズムが取るに足りない問題になるというのだろうか？

最近のWHOの報告では、〝組織のルール、基準、実践は長年にわたるものであり、しきたりとなっていて、それが「普通」とみなされているため、人々は組織的なエイジズムの存在を認識していない〟と結論付けられている。[※4]

エイジズムの最も陰湿な具体化の一つは、高齢の人たちを無視することである。映画、広告、テレビ番組、喫緊の社会政策課題についての国民的な討論、臨床試験、その他現代生活の多くの領域から高齢者がほとんど姿を消していることに着目してほしい。

高齢者の無視は、危機的な状況の時に最も顕著となる。こうした状況では、典型的に高齢者が最後になる。ハリケーン・カトリーナの後で、動物愛護活動家は、犬や猫を24時間以内に避難させたが、一方で高齢者は家に放置され、最終的に医療チームが救助に到着するまで上昇する水位を眼の前にしてなすすべがなかった。時には救助が7日後になったこともあった。[※5]

コロナウイルス感染症パンデミックの初期段階で、アメリカの死者の40％は介護施設の高齢者だった（介護施設に住んでいるのは高齢者の1％以下なのだが）。地方自治体と介護施設の管理者は、介護施設に必要な適切な防護具、コロナの検査器具、隔離場所を提供することができなかった。一方で、ほとんどの大学では、これらすべてが基本的な資源として若くてリスクが低い人たちに提供されていた。[※6]

偏見のターゲットとしての私の経験

多くの偏見は、表には見えないことで根付いている。偏見を持つ人はしばしば、人種差別主義者であることを否定するか、人種差別が依然として存在することを認めない。性差別主義者は、偏見に遭っている女性はもういないというふうによく主張する。そして、私は反ユダヤ主義という差別についてこの種の否認を経験した。

私の両親は、ここボストンから、ブリティッシュコロンビア大学での職に就くためにバンクーバーに引っ越したのだが、当時バンクーバーに住んでいるユダヤ人は多くなかった。新2年生のクラスで私は唯一のユダヤ系児童であったため、教師はみんなの前に私を立たせて、なぜ私の家族はクリスマスを祝わないのかを説明してほしいと言った。クラスメイトの一人からは、私がユダヤ人だからという理由で一緒に遊べないと言われた。男子グループは私に地面に硬貨を投げて、それを拾うように言った。

母にこれらのことを話したところ、私を慰めてくれて、教師やクラスメイトの親に話してくれたが、これは反ユダヤ主義ではなく、ちょっとした文化に関する誤解だと言われただけだった。実際よりも小さなものとしてやり過ごそうとする奇妙な偏見の次元に、この時初めて遭遇した。

子どもの頃、吠えるドーベルマンを引き連れたナチスに暗い森の中を追われる悪夢を見た。私の反ユダヤ主義との接点は、曽祖父母や祖父母がヨーロッパで生き延びてきた実際の悪夢が薄められたものに過ぎないが、私の夢にいまだに出てくる事細かな恐怖からはほんの2世代しか離れていない。

私の父方の曽祖父は、リトアニアのユダヤ人街がコサック軍団によって焼き払われた時のほんの一握りの生存者の一人だった。母方の祖母は、10歳の時にキャビネットの中に隠れることで、ユダヤ人大虐殺を行っていたロシア兵から、かろうじて逃れた。

反ユダヤ主義は、私の個人的な体験だったが、学校で乗り越えなければならなかったことや、ヨーロッパでの私の身内が負った苦しみは、権力を持った人によって行われた構造的偏見に根差したものだった。このような子どもの頃からの体験から、私は偏見の原因や表現に対して敏感となり、同時に興味を持つようになった。

私が最初に制度的な意味でのエイジズムに遭遇したのは、病院の老人病棟での初めての仕事においてで、あたかも、子どもではできなかった方法で偏見と闘う機会を与えられたように感じた。

年齢についての固定観念のパラドックス

エイジズムは、現実に直面すると逃げる術を持っている。私が言おうとしていることを説明するため、思考実験をさせてほしい。

200年前に戻ってもらいたい。はるか1820年代まで、である。写真は発明されたばかりで、新技術である蒸気機関車のための線路が世界中に整備されつつある。今度は、このセピア色の見晴らしのよい地点から未来を眺めて、年齢観が改善しているか、同じか、よりネガティブになっているか推測してもらいたい。みなさんが正解するように、続く200年で起きるいくつかの傾向についてのヒントを出したい。高齢者はより長生きし、全般的に健康度が大幅に向上する。高齢者は、人口の大きな割合を占める。このことは世代を超えた交流の機会がより増えることを意味する。年齢差別を禁じる一連の法律が通過するだろう。

そして最終的に、かつて疎外されていたグループに対する態度ははるかにポジティブなものになるだろう。

さて、どうだろう？　200年間経ち、年齢観が改善しているだろうか、同じだろうか、よりネガティブになっているだろうか？

多くの人が年齢観はよりポジティブになっていると推測する。私も、これらの傾向に基づくならば、そのように結論付けていただろう。しかし、実際に起こったことは、反対である。アメリカでは、高齢者に対する見方は、始まりはポジティブだったが、着実に直線的にネガティブになってきている。[※7]

私のチームは、200年間の年齢観を体系的に調べるため、コンピュータベースの言語学的方法を開発してこのことを発見した（以前の体系的分析では、20年以上の分析には限界があった）。

この分析を実施するために、『アメリカ歴史英語コーパス（Corpus of Historical American English）』という新たに利用可能となったデータベースを使い、印刷された文書の4億の単語を調べた。

ネガティブな年齢固定観念は、どこからおびただしく流れこんできたのだろうか？　そして、私たちのこれほどの前進を目の当たりにしても、なぜ消えていっていないのだろうか？

エイジズムのもと：トカゲ脳を持つ欲まみれの企業

ネガティブな年齢観が執拗に続いているのは、個人的な原因と構造的な原因の両方による。両者は異なるものだが、両方とも根が深い。個人レベルでは、あまり考えずに簡単に年齢差別的な言動をとる多くの心理的プロセスがある。構造的には、エイジズムは制度や権力を持つ人たちの中に組み込まれている。

個人レベルのエイジズムは実際、子ども時代の早い時期、つまり、エイジズムが自分と関係することになるずっと前に、年齢の固定観念を吸収することから始まる。この段階では、私たちはまったく抵抗なくそれらを受け入れる。これらの固定観念はしばしば、私たちが信頼する権威を持った人（教師、作家、親）から示されるため、容易にそれらを真実として受け入れてしまう。そして、それは生涯を通じて、高齢者についてどのように考えるかの青写真となる。[※8]

ネガティブな年齢観は、高齢でない人たちが、年齢差別文化において、高齢者から自分自身を切り離したいという、社会が作り出した心理的な欲求を満たすものである。この隔離は、高齢者がよく出入りする空間が避けられると物理的な形となり、固定観念によって高齢者が非人間化されるという心理的な形となる。若い人の中には、なりたくない未来の自分自身に見えるため、高齢者から距離をとる必要があると感じる人もいる。[※9] このプロセスは、ネガティブな年齢観によって悪循環に陥る。一般的に、衰弱する高齢期の暗いイメージが表されていると、結果として、距離をとろうとする姿勢が強くなり、そのことでさらにネガティブな年齢観が強まる可能性がある。

しかしながら、個人レベルの別の原因として、エイジズムはしばしば本人が自覚しないところで働くことが挙げられる。そのため、自分のことを公平であると思っていても、実際には年齢差別的な言動をとっていることがあるかもしれない。

それが経験的に知っていることと違う時でも、ネガティブな年齢観を受け入れていたり、表現してしまっていることが多々あることがこの問題をさらに悪化させている。例えば、高齢の人を指して、その人が以前と同じように頭が切れることがわかっていても、認知症かもとか、能力が衰えた、などと冗談を言ったりする。

エイジズムの構造的な主たる原動力は、経済的にも、権力を保つ手段としてもかなり利益があることだ。かつての私の師であり、人類学者のロバート・レヴィーンが言ったように、文化的な現象を調べる時には、まず「現状から利益を得ているのは誰か」という問いから始めるとよい。

多くの営利企業は、ネガティブな年齢観を促進することから驚くほどの利益を上げている。年をとることに対して作られた恐怖心や、いやおうなく衰えていくものという高齢者のイメージに基づくアンチエイジング産業、ソーシャルメディア、広告代理店、企業などである。このジャンルでは、年に1兆ドル以上の売り上げを生んでおり、ほとんど規制もなく、着実な成長ぶりを見せている。[※10]

エイジズムが始まる時：漫画やおとぎ話

先日、飛行機で移動中に何か観るものを探したところ、すでに観た映画か、飛行中に観るには向かないだろう映画（予告編では飛行機のようなものが爆発するのを見せていた）しか選択肢がなかった。

そのため、最近のディズニー映画で『Tangled（邦題：塔の上のラプンツェル）』という古典童話〝ラプンツェル（Rapunzel）〟のリメイク作品で妥協した。このリメイク版では、ラプンツェルの髪の不思議なアンチエイジング効果を利用するため、高齢の女性として描かれている魔女が、ラプンツェルを塔に閉じ込めてしまう。映画の最後では、ラプンツェルの髪を利用することができなくなり永遠の若さを失った後、魔女は一瞬にして年をとる。彼女は縮んでしゃがみ込み、髪は黒から灰色になり、目は落ちくぼみ、骨ばった手になった。「何をしたんだね？」と彼女はラプンツェルを助け出しに来た者に向かって叫ぶ。そして、彼女は死ぬ。

しかし、原作のグリム兄弟の童話にはアンチエイジングのテーマはなかった。ディズニーが根拠なく付け加えたのだった。

おそらくディズニーは、年齢の固定観念を映画に追加したのだろう。高齢者を貶め、年をとることは恐れられ避けるべきものだというストーリーを、観る人と結びつけることによって、子どもがいる家族に映画チケットの販売を増やすためである。

私が保育園で習った最初の歌の一つには、みなさんもよく聞いたことがあるかもしれないが、〝私はハエを呑み込んだおばあさんを知っている。どうしてハエを呑み込んだのかはわからない。たぶんおばあさんは死んでしまうでしょう！〟というコーラス部分があった。

歌が進むにつれて、おばあさんは、犬や馬など、ますます大きな虫や動物を呑み込み続ける。最初にこの奇妙な老婦人についてのバラードを習った時、クラスメイトも私もとてもおもしろおかしく感じた。

子どもの頃、私たちはしばしば歌や子守唄のリズムと物語の中で最初に高齢者に出会う。[※11]

多くの西洋の国では、これらの高齢の登場人物はしばしば悪役か哀れみまたは冷笑の対象である。[※12]その結果、これらの国の子どもたちが年をとることを恐れるのは驚きに値しない。

人生の4つの段階の人の顔の絵を見せられると、80％の児童は若い顔の人と一緒に過ごしたいと言い、最も年をとった顔の人と一緒にどのような活動をしたいかを尋ねられると、その回答の一例は〝その人を埋めたい〟だった。[※13]3歳の子どもでも高齢者から後ずさりし、明らかに年齢差別的な思いを見せる。[※14]子どもの頃に取り入れた年齢観は、晩年の年齢観の基礎を形成する。[※15]

年齢観というプログラムは、連続的に層を重ねて書き加えられ、徐々に積み重なっていくが、その土台は幼少期にある。そして、これらの思いは子どもたちにとっては、まだ自分に関係することではないため、特に彼らが尊敬する人たちから勧められれば、それに抵抗する理由がない。

ある友達から、彼女の子どもたちの小学校の校長から先日、新学期開始後100日目のお祝いのため、〝100歳の格好をしよう（Dress Like a One-Hundred-Year-Old Day）〟の開催を知らせるお知らせが家庭に送られてきたと聞いた。

校長は、白髪のかつらと、大きなプラスチックの眼鏡、ミニチュアのおもちゃの杖、歩行器（すべて地元のパーティーグッズ店で入手可能である）を身に着けて子どもたちを送り出すことを親に勧めている。これは人気の学校行事であることがわかる。ウェブサイトは、どのように子どもたちにくすんだ色の服装をさせるか、杖でどのようによたよたと歩き回るか、〝少しオーバーに型にはまった高齢者にしたほうが面白い！〟といった親たちへのアドバイスであふれている。[※16]

この新たな子ども時代の伝統は長期的なリスクの一因となる可能性がある。図5を見てもらえばわかるように、ボルチモア加齢縦断研究を活用した研究で、私たちは、よりネガティブな年齢固定観念を持つ若い人たちは、60歳以降の心臓発作またはその他の心血管系の疾患の発症率がポジティブな年齢観を持つ人の2倍であることを発見した。[※17]

私たちが子どもたちに加齢について何を教えるかは、彼らが他者をどのように扱うかだけでなく、子どもたち自身の健康にも関係するのだ。

10代でのボトックスとアンチエイジング産業

急成長する全世界のアンチエイジング産業は、錠剤、クリーム、ティンクチャー（訳者注：生薬やハーブの成分をエタノールと精製水の混合液に浸して作る製剤）、エリクサー（訳者注：寿命を延ばす薬剤）、ホルモンサプリメント、〝テストステロンブースター〟、加齢を止めて若返らせさえすることを不

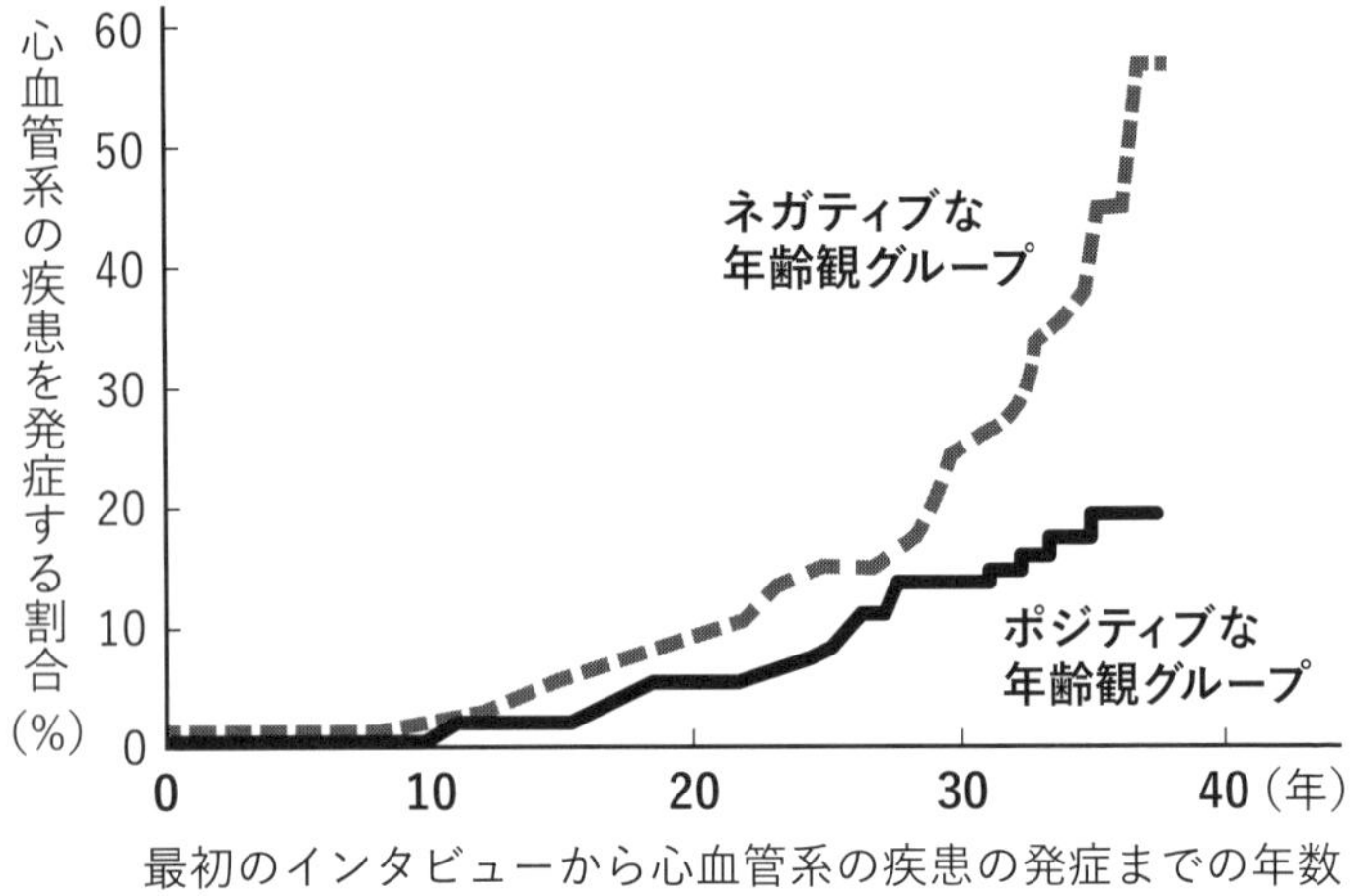

図5：若者のネガティブな年齢観は、
60歳以降の心血管系の疾患を経験するリスクを増大させる

当に喧伝する治療によって年に5000億ドルを生み出している。[※18] アンチエイジング産業は、恐れたり避けたりすべきという加齢のイメージを促進することによって利益を得ているのだ。

つい先日、同僚と昼食をとっていた時、彼女は17歳の娘さんから送られてきたメールに眉をひそめた。彼女は私にそのメールを読んでくれた。〝どうしよう、しわができちゃった。誕生日にしわ予防のボトックスをプレゼントしてくれる？〟というメールだった。

消費者が、どんな加齢の身体的な兆しにも怯えることがはっきりすれば、ボトックスやフェイスクリームを売ることは簡単だ。

先日、定期的な受診で行った病院で医師の診察を待っていると、待合室の大きなスクリーンには、ボトックスを含む様々なアンチエイジング治療の広告が流れていた。ある宣伝では「こんにちは、しわくちゃ顔のみなさん！」と、コメディアンでトークショーのホストであるエレン・デジェネレスが叫んでいた。彼女は、干しプルーンみたいだと思われないように治療が必要だと説明を続けた。食べるのは好きだけど、「干しプルーンみたいになりたくないわ！」と付け加えた。しわ取り製品や治療の大量販売化は普通に行われるようになってきている。[※19] これが、17歳がしわを恐れることが普通でよくあることになる理由だ。それは、年をとることを避けることができるし、避けるべきで、しわがあると美しくない、年をとったら価値がない、というメッセージを伝えることによって、である。それによって、最近20年間にボトックス注射を受ける若者が3倍以上になった[20]ことは驚きに値しない。
こうして、アンチエイジング産業のしわをターゲットとする部門は2000億ドル近い利益を上げることができている。[21]
将来のしわを防ぐためにボトックスを打つことは、20代30代のアメリカ人女性の間では今や日常になっている。最近のニューヨーク・タイムズ紙の記事では、〝ベビーボトックス〟注射は、若者にとって〝汚名を返上する(destigmatized)〟ことになりつつあるが、それが年をとるということに対する烙印(stigma)に根を持つものだということを覆い隠している、と説明する。[22]
なお、年をとることの恐怖を煽り、しわやアンチエイジング産業が利益を得るのは、もっぱら女性のことだと思わないでほしい。後退する毛の生え際を中傷する広告が増えており、男性の外科的植毛率は過去5年で60%急上昇している。社会的には、私たちは今、事実上どんな加齢の徴候にも嫌悪感を抱くようになっている。[23]
アンチエイジングの典型的な宣伝の一つは、その製品がその年の〝グッド・ハウスキーピング・アンチエイジング部門金賞〟を獲得したことをうたい、続いてそれが、どのように〝加齢に伴う髪の5つの徴候との闘いに役立つ〟かを説明する。[24]
アンチエイジング製品を販売する100近いウェブサイトのレビューによって、有力なアプローチが明らかになった。それは、私たちは年齢と闘っていて、アンチエイジング製品を購入

しない消費者は、自分の外見を気にせず、闘うことを諦めている、というものだ。[※25]

これらのサイトでは、効果がない、または有害でさえある〝治療〟を高い費用で提供している。例えば、ヒト成長ホルモンは究極の（かつ値段が高い）エリクサーであり、〝急速に年をとりたくないどころか、いつも若く、美しく、健康でいたい〟人たちに向けて宣伝されている。[※26]

しかしながら、多くの地元の店で売られているこのホルモン剤は、糖尿病や癌のリスクを増す。[※27]利益を最大にするため、アンチエイジング産業のロビイストが、その産業の製品と取引に対する連邦規制をかわす逃げ道を作ることに加担している。[※28]

アンチエイジング産業は、加齢のプロセスだけでなく高齢者自身にレッテルを貼ることによって、私たちの美の概念をゆがませている。老年科専門医のトム・パールズは、次のように指摘する。〝高齢者の、介護施設の壁をじっと見つめている枯れて弱々しい人という、宣伝屋が作り出す煽情的なイメージが、若者志向の社会で、加齢についての不正確で偏見を生み出す見方を強めている。アンチエイジングはアンチ高齢者と同義語となっている。[※29]〟

銀幕ではないスクリーン：ポップカルチャーにおけるエイジズム

多世代からなる反エイジズム活動グループ、グレーパンサーズの地方支部に私が参加したのは、マサチューセッツ州で大学院生だった頃に遡る。私はそこで〝メディアウォッチ〟チームの一員だった。私たちは、新聞、雑誌、映画、ラジオにおけるエイジズムの例を探した。コラム欄執筆者が〝強欲な老人〟と高齢者を呼ぶような、俗っぽい恐怖心を煽る表現が多用されているニュース記事に1か月間、焦点を合わせた。[※30] その例には終わりがなかった。

しかし、この考えへの直接的な反論として私が後に行った研究で、実際には高齢者は、若い人たちよりも、自身の年齢集団が利益を得るような目的を持ったプログラム（社会保障、食事の宅配サービス、メディケア）に反対する傾向があることが示された。[※31]

高齢者は、若い人よりもボランティア活動をし、非営利団体に寄付をする傾向があり、家族や友達に無報酬で行っている介護は、換算すると数十億ドルに相当することもわかった。[※32]

テレビは、エイジズムを広めるもうひとつの媒体である。高齢者は他のどの年齢集団よりもテレビをよく見るが、テレビに登場する高齢者はわずか2・8％であり、通常は好ましくない脇役に格下げされている。[※33]

重要な役が与えられないのは、放送局や制作会社がしばしば高齢のライターを排除し、50歳以下の人たちだけが新製品を買うという間違った思い込みから、いわゆる〝主要視聴者層〟（18歳から49歳まで）を優先する広告クライアントを当てにしているという事実[※34]に根差しているようだ。

テレビや映画産業は、ゲイや女性の登場人物については主役として起用するように改善した[※35]が、高齢の登場人物は冷遇され続けている。ハリウッド映画で高齢者が描かれる時、認知的、身体的低下（『アイリス・アンド・ザ・ファーザー（邦題なし、原題：Iris and The Father』）や、気難しさ（『ラブリー・オールドメン（邦題、原題：Grumpy Old Men）』とその続編『ラブリー・オールドメン／釣り大将LOVE LOVE日記（邦題、原題：Grumpier Old Men）』）の典型例となることが多い。また、恐怖の対象として描写されている（『ヴィジット（邦題、原題：The Visit）』では、孫を殺そうと計画する祖父母が描かれ、『オールド（邦題、原題：Old）』では、家族が急速に年をとり始めた時、バケーションがめちゃくちゃになり、恐怖におののく様子を描いている）。

アメリカのテレビ番組『グレイス&フランキー（邦題、原題：Grace and Frankie）』やイギリスのテレビ番組『ラスト・タンゴ・イン・ハリファックス（邦題、原題：Last Tango in Halifax）』のように、複雑で、活気あるものとして年をとることを描写している少数の例外もあるが、概して高齢の登場人物はいまだに主流から取り残されている。

2016年、60歳以上の登場人物は、興行収益上位100の映画を通してすべてのセリフのある登場人物のわずか11%である。しかも、かろうじて高齢者が実際にスクリーンに登場した映画のうち、44%に年齢差別的な発言が含まれていた。[※36]

まだ今のところ、ハリウッドがどれほど年齢差別的かは広く知られているわけではない。アカデミー賞の決定機関である映画芸術科学アカデミー（Academy of Motion Picture Arts and Sciences）のリーダーシップによって、最近になって、オスカー賞受賞の対象とするため、過小評価されている人種グループ出身者や、その他疎外されている背景（女性、ＬＧＢＴＱ、障がいのある俳優）を持つ俳優を映画に採用することが命じられた。[※37]その動向について告知する際に、アカデミーの会長は、映画が〝多様なグローバル人材を反映すべき〟時であると言った。[※38]しかし、そこに高齢の俳優が含まれるかについての言及はなかった。

20年前、2回のアカデミー賞を受賞した女優のジーナ・デイヴィスが、スクリーンにおける男女平等に向けて活動する団体（Geena Davis Institute on Gender in Media）を立ち上げた。[※39]彼女は「娘が生まれるまでは、子ども向けの映画やテレビに根深い男女不平等が存在していることを知らなかったです。間違いなく21世紀には、男の子と女の子が平等に一緒に砂場を使っているのを子どもたちに見せるべきです」と言う。

女性脚本家や監督に参加の機会が提供されて、それらの役割から排除されていることへの関心が高まって15年が経ち、彼女は目指したことのいくつかを達成することに貢献できたと感じた。脚本家や監督となると、そうはいかないが、少なくともスクリーン上では今日では男女の

登場人物がほぼ平等に表現されている。[※40]

今、デイヴィスは、エイジズムを暴くことに関心を移している。「40歳になったとたんに、崖から突き落とされました。突然、大きな役が信じられないぐらい減りました。それは大きな違いでした」[※41]

ジーナ・デイヴィスの団体によると、2019年のアメリカ、イギリス、フランス、ドイツにおける興行収入トップ30の映画の調査で、主役を与えられた50歳以上の女性は一人もいないことがわかった。

「悪い結果だろうとは思っていましたが、非常に悲惨な現状だと痛切に感じました」と彼女は言う。[※42]

テレビや映画文化は高齢期や高齢者の実像の理解をゆがませる。私の研究チームは、生涯を通じてテレビを多く観る人は、よりネガティブな年齢固定観念を持つことを発見した。[※43]また、社会的に排除されたグループに属する人たちは、テレビ、本、広告、オンライン、他メディアで自分たち自身が表現されているのが見られないと、自尊心がより低下することにつながる可能性がある。[※44]

高齢を理由とした排除は、ファッションの世界にも広がっている。モデルの多くは、中年よりも子ども世代に年齢が近い。最近行われたファッションウィークの間、服飾デザイナーが最新のコレクションを展示するためニューヨークを占拠している時に、ニューヨーク・タイムズ紙の3人組の記者たちは、その産業が抱えているいくつかの問題を明らかにした。[※45]

この記事は12人のモデルを特集していたが、うち10人は20代で32歳が最高齢だった。これらの若いモデルでさえ、エイジズムを経験したことがある。

28歳のレネ・ピーターズは、14歳になったばかりの時にナッシュビルのショッピング・モールでモデルエージェントにスカウトされた。「昨日、キャスティング・コール（配役募集）がありました。私は周りを見回してみて、みんな16歳、17歳、18歳にちがいないと感じました。私は25歳を超えているので、私はまだきれいなの？　まだ価値があるの？　と自問していますす」と彼女は嘆く。[※46]

クリックベイトとしてのエイジズム

X（旧「ツイッター」）、フェイスブック、ユーチューブ、インスタグラムは今や史上最大の利益を上げる分野の一つとなっている。フェイスブックだけで20億人近くのユーザーがおり、ほぼ世界人口の3分の1に相当する。

注目は、ソーシャルメディアで最も切望される通貨であり、いわゆるアテンション・エコノミー（関心経済）を生み、悪意があり、独断的で、偏見的な内容（〝クリックベイト〟＝刺激的な見出しや画像でクリックを誘うもの）は、最も注目をひきやすい。[※47]社会の隅に追いやられた集団に対するクリックベイトが否定的になればなるほど、より効果があり（つまり、よりクリックされやすく）、広告主は、その広告にさらにお金を出すだろう。[※48]

フェイスブックで年齢観がどのように展開されたかをみるために、私たちのチームは、高齢者と関係があるすべての公開されている集団を分析したところ、これらのグループの74％が高齢者を中傷し、27％が子ども扱いしており、37％が運転や買い物のような公共の活動を彼らに禁じることを主張していた。[※49]

イギリスのグループのひとつは、次のような理由で高齢者を店から締め出すことを主張していた。〝高齢者は尿の臭いがする。駐車場での車の停め方がひどくて、貴重な駐車スペースが無駄になる。ドアのところで年齢チェックをするか、自らの意思による安楽死プログラムを行ってほしい。彼らを始末するボランティアなら喜んで引き受ける（Top は〝殺す〟を意味するイギリスのスラングである）〟。

私たちは、ヘイトスピーチの例として、フェイスブックに最も攻撃的な10のサイトを報告した。1年後、そのサイトはまだ存在していた。

その研究当時、性的指向、性別、人種、宗教に基づくヘイトスピーチはフェイスブックで禁じられていたが、エイジズムは除外されていた。

フェイスブックのコミュニティ規範の最新バージョンでは、高齢者は今ではヘイトスピーチから守られているが、その他のグループにも関係している時だけである。例えば〝高齢の女性〟を罵ることは禁じられるが、前述のイギリスの例にあるように、一般的な高齢者に対しての場合は該当しない。エイジズムは他の偏見とは異なり、自然に見逃されているのだ。[※50]

コロナ感染症パンデミックの最初の3か月で、ツイッターでは、１００国以上の１４０万の人々が、〝ベビー・ブーマー除去〟ということばを含むツイートにいいね！を押したか、それをシェアした。コロナで高齢者が亡くなることをあざけることばだ。[※51]他の研究では、心理学者のカレン・フッカーのチームが、高性能コンピュータを使って、アルツハイマー病に言及しているツイートのうちの33%が高齢者をあざけるようなツイートであることを発見した。[※52]ソーシャルメディアは、ユーザーが年齢差別的な固定観念を広めるのに完ぺきな媒体だ。その匿名性の感覚が、事の重大性の恐怖心を取り除き、極端で挑発的な表現、ヘイトスピーチを促す。

ソーシャルメディアに未チェックのまままき散らかされるのは、年齢差別主義のヘイトスピーチだけでない。あからさまな（そして非合法的な）年齢差別も飛び交っている。ソーシャルメディア企業はユーザーについてあらゆるデータを集めて、誰がその広告を見ているかを知るためにデータを利用する。このデータに基づいて、ソーシャルメディアは、高齢のユーザーを知ることができ、ある種の住宅広告、クレジットカード勧誘、求人情報から排除する。高齢者の目の前で事実上ドアをピシャリと閉めているのだ。[※53]

住宅監視グループは、フェイスブック社が、借りる可能性がある高齢者に、広告が表示されないようにすることを容認していることを発見した。ロバート・バトラーが50年前に初めてエイジズムを認めたまさにＤＣ地域の物件である。

エイジズムは、より見えにくく組織的になることで存続している。公正な住宅取引に関する活動家によると、このＤＣエリアの年齢差別は、〝うっかりデジタルツールを誤操作した一人や二人の下っ端によって行われているのではなく、全国的に何百、何千というアパートを管理している何人かのリーダーによって行われている。彼らはフェイスブックに大金を支払って全面的に高齢者が広告を見ることができないようにしてもらっている〟とのことだった。[※54]

２０１９年だけで、フェイスブック社は年齢差別に関する５つの訴訟で和解した。しかしながら、住宅や雇用に関するデジタル上の年齢差別は続いている。高齢者が見ることができない方法で広告を掲載することによって、意図的に高齢者を排除するオンライン求人広告に代金を支払っている企業は、みなさんがよく知っている企業である。[※55]ターゲット社、ＵＰＳ、ステートファーム、アマゾン、フェイスブック自身であり、それらの企業の従業員の年齢中央値は28

歳である。[56]

年齢による線引き：エイジストの空間

最近過去100年で、増加するアメリカの人口において、高齢者の割合は着実に大きくなっていっているが、世代間の交流は着実に減っていっているようだ。その過程で、アメリカは、世界で最も世代が統合された国の一つから、最も年齢差別が大きい国の一つになってきている。[57]家族の年齢構成は多様でなくなりつつある。

1850年代、アメリカの高齢者の70％は、成人した子どもと一緒に住んでおり、11％が夫婦で住んでいるか一人暮らしだった。1990年までには、成人の子どもと生活している家族はわずか16％、70％は夫婦で住むか一人暮らしとなった。[58]

実際には、レッドライニング（訳者注：金融機関が低所得階層の黒人が居住する地域を、融資リスクが高いとして赤線で囲み、融資対象から除外したとされる問題）や人種差別が蔓延している現状ではあるが、今では住民は同じように年齢と人種によって隔てられている。[59]

この問題はアメリカに限ったことではない。1991年、イギリスの子どものうち65歳以上の人の近くに住む機会があったのは15％だったが、今は5％に低下している。[60]

年齢による隔離の背後にある要因の一つは、若者を高齢者から遠ざけることは有益で自然なことだという、永続的で見当違いな社会認識にある。しかし、人種や性別に基づく他のタイプの隔離について、政策立案者、学者、一般市民は有害だと考えている。[※61]

私が働いているニューヘブンでは、都市設計家はまるで集団を隔離するかのように、幹線道路や河川によって分離できる場所に高齢者住宅を建てた。この種の物理的な隔離は、若者と高齢者が、街角や公園で日常的にざっくばらんに交流する可能性を基本的にゼロにしてしまう。

このように接触がなくなることは、地域の若者と高齢者の両方にとって計り知れない損失である。若者と高齢者との間の共感と社会的なつながりが弱まるだけでなく、若者が持つ高齢者についてのネガティブな固定観念に異議を唱える機会を奪うことになる。

エイジズムはフルタイム

次のシナリオについて考えてみてほしい。あなたは大企業のマーケティング担当部長として働いていて、多くの創造的な戦略的取り組みによって、長年にわたり評価されている。

しかし、ある日、他の社員は支持しているが、上司が反対している決定を下す。あなたは上司にその理由を説明するが、上司の反応は、あなたは辞めるべきだ、というものだ。彼はそのままあなたを首にするわけではないが、あなたの考えは〝時代遅れだ〟と言い、おそらく〝引退すべき時〟だとほのめかす。

これは、61歳のグレイ・ホレットに起こったことである。彼は、このエイジズムの経験によって精神的にひどく落ち込んでいた。[※62] そして、これはホレットに限ったことではない。

〝職場におけるエイジズム〟とオンラインで検索すれば、彼のような話、つまり、年齢を理由に会社から追いやられる人たちは何百人と見つけられるだろう。[※63] あるＡＡＲＰ（American Association of Retired Persons 旧称：全米退職者協会）調査によると、アメリカの労働者の3分の2が年齢差別を職場で目撃したか個人的に体験している。そのうちの92％の人が、それはよくあることだと言っている。[※64]

アメリカでは、年齢を理由とした職場での差別は法で禁じられている。１９６７年に通過した『雇用における年齢差別禁止法（ＡＤＥＡ）』ではそのようになっている。

しかし、この法律は実効が伴わない名ばかりの存在である。ＡＤＥＡは、補償的損害賠償や懲罰的損害賠償を考慮していない。[※65] そして、このことは、弁護士が年齢差別関連のケースを引き受けたがらないことを意味し、不当な扱いを受けた高齢者にとって訴訟を申し立てるのは非常に費用がかかる可能性がある。それだけではなく、ＡＤＥＡはすでに仕事を持っている人のみに適応され、求職者には適応されない。そのため、〝年をとりすぎている〟という理由で仕

事を断られても、ADEAは助けてくれない。[※66]

これらの背後にある皮肉は、仕事経験は年齢とともに増し、晩年の雇用の成功に最も貢献することが多いということだ。[※67]

土壌の健康を専門とする植物学者のベン・ダッガーは、70歳の時にウィスコンシン大学の教職から退くことを余儀なくされた。彼はその後73歳の時にレダリー・ラボラトリーに雇われて、世界で最も広く処方されている抗生物質となったテトラサイクリンという化合物を単離することに成功した。[※68]

高齢の労働者は注目に値する発見が可能であるだけでなく、より頼りになり、離職率が低く、常習的欠勤や事故も少ない。[※69]

しかしながら、エイジズムは雇用のサイクルの各段階にはびこっている。私のチームが、45か国の職場（ホワイトカラーとブルーカラー両方）におけるエイジズムを調べた時には、高齢の労働者は明らかに若い求職者と比べて雇用されにくく、雇用された場合には、職場訓練を受けたり、昇進したりすることが少ないことがわかった。[※70]

近年のハーバード・ビジネス・スクールの研究で、ドイツのBMW工場が行った試験的プロジェクトでは、高齢の労働者を雇うことのメリットが示された。世代統合型の組み立てラインは生産性を向上させ、常習的な欠勤を減らし、車の不良が減ることにつながることがわかった。

さらによいことに、プロジェクト後には、世代統合型チームを離れることを希望する労働者はいなかった。[※71]

同様の世代統合型チームを、55歳の時にエアビーアンドビーで立ち上げたチップ・コンリーは、これらのチームが成功しているのは、〝高齢の労働者は問題を整理し、結果に対する説明責任を果たす方法がわかっている〟ためであることを明らかにした。[※72]

医療にまつわる病

医療分野は、支援したり治療したりするものだと思われるが、常にそうとは限らない。ちなみに、私は医師に対する偏見を持っているわけではない（夫は素晴らしい医師である）し、ワクチンや治療は、あなたがたもたぶん同じであると思うが、私や私の家族の命を救ってきただろう。しかし医学および科学のアプローチは、認知面や身体面の加齢を、経験などの様々な要因によってポジティブに変化する可能性がある時としてとらえるのではなく、様々な生物学的な特徴が徐々に悪化していくこと、ととらえることがあまりに多い。[※73]

西洋医学が、避けることができない低下という言い方で、それほどまでにネガティブな年齢固定観念に重きをおくのは、それが利益につながることが一つの理由だ。

キャロル・エステスが数十億ドル規模の〝医療・障害複合体〟というのは、それが高額な治療、機器、薬品に基づくためである。それは、運動のような予防努力や、難しいけれども必要な課題、つまり、障害や疾患の原因となることが多い社会的な原因に、最初に取り組むことよりも利益を生むのだ。[※74]

加齢が厳密に生物医学的現象とみなされ、重要な役割を持つエイジズムのような社会的決定因子が無視されると、医師は、治療可能な状態を、高齢期の標準的な特徴（例えば、腰痛やうつ）とみなして、治療しない傾向がある。[※75]加齢を病気と混同する医師が多いほど、加齢を病理的なこととする見方が強まる。そして、このことは、高齢患者の過少治療につながる可能性がある。医師が、高齢患者の健康状態は悪くなるもの、と考えていると、患者の改善の手助けをしようとしなくなる傾向がある。

ある朝、背中の激痛で目覚め、歩くことができないことに気付いて病院に行ったところ、〝特に治療はないです、年のせいです〟とだけ言われることを想像してほしい。

これは、まさに老年科専門医ケアリー・レイドの研究の中で、参加者の一人に起こったことだ。彼は、高齢者はなぜ通常、腰痛治療を求めたり受けたりしないのかを調べた。[※76]

多くの医師は高齢者の正常な健康状態について本来知っておくべきことを知らず、かつ知っていることが、ネガティブな年齢固定観念に影響されていることがよくある。例えば、医師の35％は、高齢者は血圧が高い（実際にはそうでなくても）と思っている。[※77] 65歳以上の人がHIVやAIDSへの感染が急増している年齢層であるにもかかわらず、高齢患者の性的な行動履歴を聴取しない。[※78] これによって、医師は性感染症、勃起障害、性欲減退の診断を見逃してしまう。

多くの医師は高齢患者に対するネガティブで間違っていることが多い認識を、いったいどこで増幅させてしまうのだろうか？　残念なことに、彼らは、それを医学部で身に付けてしまっていることが多い。医学生が高齢の〝患者〟に初めて出会うのは、人体解剖のための高齢者のご遺体の形であることがよくある。[※79] 全医学部で小児科の研修は義務付けられているが、老年科の研修が必須であるところはほとんどない。一つの理由としては、医学生に教えることができる老年科専門医があまりに少ないということがある。[※80] まさに、悪循環である。ある研究では、医学生としての研修が進むにつれて、彼らの高齢患者に対する見方はよりネガティブになることが明らかになった。[※81]

ロバート・バトラーは研修で、高齢の入院患者は〝GOMERs〟（私の救急救命室から出て行って）と言われていることを知った。このことばは今日でも使われ続けている。

イギリス保健省（British Department of Health）の患者・国民担当の国家総括責任者は、

いかに医療従事者が〝高齢者を「しわくちゃ」「ぼろぼろ」「ベッドふさぎ」と呼んで非人間化していることが多いか〟を述べた。[※82] バトラーは、自身の場合として「高齢者の医療に関する語彙にショックを受けました。残酷で軽蔑的なことばがあふれています」[※83]と説明した。老年科に行こうと決心したのは、その時だった。医学部で彼が出会ったネガティブな年齢観は、彼を育ててくれた生き生きとして力強い祖母と築いた関係と完全に食い違ったものだった。

医学部で将来医師になる学生に、視界をぼやけさせる眼鏡や動作を制限する脚の重り、聴覚を遮断するヘッドホンを身に着けさせて高齢患者について学ぶことを教育することがある。〝高齢者体験〟と呼ばれている教育を終えるため、学生は次に様々な〝活動ステーション〟に送られる。[※84] そのステーションの一つでは、会話から取り残されたディナーパーティーのシミュレーションで、学生は社会的孤立を体験する。この教育の目標は、共感を教え込むことであるが、将来の高齢患者が、ディナーパーティーを盛り上げることができる闊達で機能的に自立した人であるというよりも、虚弱で欠陥があるという思い込みに医学部生が導かれるのであれば、おそらくネガティブな固定観念を強化する影響を与えるだろう。[※85]

医療保険制度は、老年科専門医の報酬額を多くの他の医療分野の専門医よりも少なくすることで、高齢患者は価値がないというメッセージを送っているのだ。[※86]

当然のことながら、老年科の分野は、多くの国で資格を持った医師が極端に不足している。

その一方で、老年科専門医は他の専門医よりも働くことを楽しんでいる傾向があることが調査で明らかになった。高齢患者と接することから得る満足感によるものである。[※87]

ネガティブな年齢固定観念は、多くの医師が高齢患者に対して、忍耐を欠いて関わろうとせず、症状や治療の詳細を説明しないことの主な原因である。そして、これによって高齢患者は、病気から回復した時に、自身でケアを行うために必要となる情報がない状態となってしまう。[※88]また、これらの固定観念は、高齢患者の過少治療にもつながる。

エイジズムが高齢者の健康にどのくらい影響を与えているかを調べた研究のシステマティックレビューで、私たちのチームは以下のことを明らかにした。医療機関の利用に関する研究の85%で、医療の提供者側は、年齢を除くとすべて同じ状態の若い患者と比べ、高齢の患者がある種の治療を受けることを思いとどまらせたり、公然と拒否したりしていた。そこに含まれている45のすべての国で、エイジズムは高齢者の健康上の医療成果を悪化させた。[※89]

このようなことがあるにもかかわらず、医療におけるエイジズムは、普及した公衆衛生および人権における問題としてみなされていない。政策立案者がその影響を可視化するのに役立つように、私は経済学者や統計学者とチームを組んでエイジズムから生じる医療費を算出した。[※90]アメリカでは年間630億ドルとなることがわかった。[※91]これは我が国で最も医療費がかかっている慢性症状の一つ、病的肥満よりも大きな額である。[※92]

これは、予防的医療費によって減らすことができる金額である。なお、この数字は8つの健康状態だけを考えて算出しており、労働者の賃金損失分は含めなかったため、控えめな見積もりである。

〝すべての不平等の中で、医療における不公平は最もひどく、非人間的なものだ〟とマーティン・ルーサー・キング・ジュニアは述べている。[※93]

インターセクショナリティ（交差性）とエイジズム

エイジズムが作用する多くの分野について説明してきたが、エイジズムの触手は、私たちの生活の別々の領域に必ずしも整然とくっついているわけではない。これらの領域は重複し、その触手は絡まり合っている。私たちはみな年齢差別主義の風刺に満ちた歌や物語にさらされている。加齢を医療問題として扱う医療保険制度に接し、年齢差別主義という大衆文化の海にどっぷり漬かっているのである。

私たちの多くは、複数の領域で、積み重ねられたエイジズムを経験する。健康に最も深刻な影響があるストレスのタイプは、繰り返され、予測できないものであることが調査からわかる。[※94]エイジズムは慢性的、かつ一貫性なく経験されることが多い。そして、エイジズムは、性差別、人種差別、同性愛嫌悪などの、生涯でさらされる複数の偏見によってさらに悪化する。
アメリカでは、有色人種の女性は、低賃金の仕事条件で働く傾向が強いが、このことは健康にマイナスな影響を与えている。そのため、彼らは高齢期になると、より多くの健康問題を抱え、より少ない貯金でより選択肢がない医療を受けることとなる。人は通常不公平に年をとるわけではなく、高齢期にこれらの不公平が複合化されるのだ。[※95]
2021年に、アメリカではアジア系に対する暴力的なヘイトクライムが国中で驚くほど急増した。アジア系の人は街中、家の前や教会に向かって歩いている間に身体的な攻撃を受けた。これらの犠牲者の多くが高齢の女性であるが、相次ぐ暴力が非難される際、年齢やエイジズムについての言及はほとんどない。例外の一例は、ニューヨークのチャイナタウンの地域住民の代弁者であるカーリン・チャンだ。彼女は「私たちの仲間のお年寄りです、特に女性はとても心配しています。まるで高齢者いじめのようです。暴力を振るっている人々は便乗主義者です。彼らは元気な若い男性をいじめないでしょう」という。[※96]
エイジズムが、他の主義によってどのように強められるかの例である。〝交差性〟はエイジズムが他の形の差別と結びつくことで、不利な状況を悪化させ、その影響を大きくすることを意味する。
アメリカで、十分な食料を買えない高齢者の割合は、黒人の高齢者が64％で有色人種の中で

最も高く、ラテンアメリカ系の高齢者の74％が貧困ラインをほんのわずかに上回る生活をしている。[※97]

別の例として、多くの高齢のアメリカ先住民が直面している健康問題と壊滅的な貧しさをみてみよう。この集団に属する人たちは、主として医療を利用しにくいという理由からCOVID－19の死亡率が高かった。[※98]

高齢のアメリカ先住民への差別の複合的な影響について、60歳の詩人でチュマシュ族出身のデボラ・ミランダは「それは、決して終わらない闘いのようなものです。決して休めません。多くのトラウマと多くのストレスがあります」と記した。

彼女は、暮らしていけるだけの賃金を得ることや、適切な医療を受けることを制限する構造的差別によって、彼女の部族の多くの人が高齢まで生き延びることができず、人種差別とエイジズム、それに加えて女性の場合は性差別、という複合した苦しみを味わっていると語った。

彼女の祖母は中年期に亡くなった。一方、祖父のトムは75歳まで生き、人生の大半を人種差別で苦しんだ。

高齢期には、彼が吸収した白人文化のネガティブな年齢固定観念によってさらにひどいものになった。高齢者として、あるいは、アメリカ先住民として貢献できることはほとんどないと感じ、部族の慣習の知識、踊り、ことばを孫と共有しなくなった。彼が密かに〝盛装をして、踊るために山に登っている〟ことをデボラは後から知った。

彼女は、彼が部族のことばを話せることを知らなかった。「死の床でだけでした」と彼女が初めて祖父がチュマシュのことばを話すのを聞いた時のことを語った。

ここからどこに行く？

蔓延し深く根付いているエイジズムを克服するには、2つのレベルで変化が起こる必要がある。まずは、個人レベルでネガティブな年齢観と出会った時にそれと対峙することである。そして2番目は、この年齢観をもとにして動いている社会的制度と対峙すること、である。

年齢包括的で公正な社会を作ることを可能とするこれらの対峙するためのガイドラインは、続く2つの章で紹介する。また、付録1から3でさらに詳しく述べたい。

第9章

個人が年齢から解放される方法：あなたの心を自由にする方法

年齢観は生涯を通して吸収され、強化されるが、柔軟性もある。年齢観は固定されたものではなく、避けることもできる。私は研究室で年齢観を変えることができたし、年齢観は歴史を通して変わり、文化によってまったく異なる可能性がある。

この章では、年齢による衰弱から年齢による成長へとマインドセットを切り換える方法を示す。これを実行するため、科学的な発見や観察をもとに本書のために開発したＡＢＣメソッドを紹介したい。

このメソッドは、気付き（Awareness）を増やす、責められるべきところを責める（Blame）、ネガティブな年齢観に異議を唱える（Challenging）、の3段階からなる。

ネガティブな固定観念が、突破できない堀を持った要塞ではないことが、このメソッドを通してわかるだろう。

この戦略は少しずつネガティブな年齢観を崩し、ポジティブな年齢観を強めることに有効だ。これが、本章と、付録1で紹介しているエクササイズの目標である。

年齢から自由になるためのＡＢＣ

Ａ　気付きを増やす

気付きは心の内側から始まる

ネガティブな年齢観を変えるための成功の決め手は、私たちがネガティブな年齢観を特定できるかどうかにある。まず、私たち自身の年齢観を把握することなくして、それを改善することはできない。自身が持つネガティブな固定観念を感じるような高齢者の描写をチェックし、自身の年齢観を観察してほしい。そして、これらの描写を、ネガティブな固定観念として分類してほしい。

あなたの前を走る高齢ドライバーについて小声でブツブツと文句を言いながらハンドルを握っていることに気付いたら、高齢ドライバーは若いドライバーよりも事故が少なく、運転中にメールをすることが少ない[※1]ことを思い出してほしい。

78歳の時にNASCAR（訳者注：アメリカ最大のモータースポーツ統括団体、全米自動車競争協会）のレースに出場したモーガン・シェパードのような、多くの卓越した高齢ドライバーのことを思い浮かべてもらうのもよい。

自分が高齢者にどのように話しかけているかを意識することも役に立つ。アメリカやヨーロッパで、高齢者、なかでも介護を受けている人に対して話しかける時、私たちの多くは〝お年寄りことば（elderspeak）〟を使っている。簡単なことばを使うこと、歌うようなリズム、普通よりも大きな声もこれに含まれる。※2

私たちは時々、普通は子供や子犬に向けて使うような〝かわいい（cute）〟〝愛らしい（cuddly）〟〝いとしい（dearie）〟〝かわいい（sweetie）〟を高齢者の名前につけて呼んでいる。この種のことばは、受け手の自尊心を簡単に低下させる可能性がある。※3

最近、100歳代の高齢者に話しかけた時、自分が大きな声で主として単音節のことばを使って話していることに気付いた。私は、彼女が聴覚に問題がなく、私が話していることを理解していることにすぐに気付いた。彼女は、まるで私がしていることがわかっていますよというように、少しいたずらっぽい笑みを浮かべて私を見ていた。そのため、同年代の親友に話しかけるような話し方に意識して合わせることにした。

いつの間にか、私は普段通りのことばづかいで再び彼女と話していた。

ポジティブな加齢のイメージのポートフォリオを通しての気付き

ポジティブな加齢の実例に気づき、吸収すればするほど、私たちの周りにあるエイジズムから取り入れられてきた意識的、あるいは無意識的なネガティブな年齢観は崩れていく。[※4]

親、隣人、大学の歴史の教授、図書館司書、フレンドシップ・ベンチでお話療法を行っているジンバブエのクシおばあちゃん、時事問題に愉快なコメントをする60代のバリスタなど、加齢のポジティブなモデルとなる誰かを思い浮かべてほしい。その人はどのようにネガティブな固定観念を退け、ポジティブな固定観念を強める行動をとっているだろうか？

ポジティブなロールモデルは私たちをよい気分にさせるだけではない。彼らは実際に私たちの行動を変えるのに役に立つ。

『X－ファイル（原題：The X-Files）』でジリアン・アンダーソンが演じたフィクションのFBI捜査官ダナ・スカリーにちなんで名付けられた〝スカリー効果〟を例にとろう。日頃から彼女を観て育った少女たちは、科学を勉強するようになり、科学の分野に入っていく傾向があった。[※5]

加齢のポジティブなモデルを持つことには他にも役に立つことがある。週に1回を4週間、健康的で活動的な高齢者の一日の生活を想像して簡単に記録した高齢者は、ネガティブな年齢観が有意に減少したことがわかった。他の研究者が行ったいくつかの研究でも結果が一致している。[※6]

2歳までに家庭で高齢のロールモデルと一緒に育った人は、子ども時代早期にそのようなモデルがいなかった人よりも、一般的に晩年に健康であった。[※7]

マザー・テレサやアルバート・アインシュタインのような高齢のロールモデルで実験的にプライミングされた大学生は、そうでない大学生よりも潜在的なエイジズムに関する点数がかなり低かった。[※8]

祖母ホーティーに加えて、称賛し敬愛するもう一方の祖父母や、高齢となっても刺激を与え続けてくれている両親のもとで私は育った。これを書いている今も、私の78歳の母、エレノアは、革新的な医療研究ラボを主宰する情熱的な免疫学者で、投票推進キャンペーンを組織したグループである『行動する祖母たち（Grandmothers in Action）』の支部を率いている。

私の85歳の父、チャールズは、ベトナム戦争退役軍人についてPTSDを特定する基礎となる研究を行う社会学者で、現在では、若手研究者（私を含む）へのアドバイザーとして精力的に働いている。

多様な、微妙に異なる加齢についてのポジティブなイメージを複数組み合わせて積み上げていくことが重要なのだ。こうして、様々な優れた資質と加齢とを結びつけることができる。

例外的であったり、あまりにポジティブであったりする一つのイメージだけをモデルにするのは逆効果なことがある。例えば、宇宙飛行士から上院議員に転向し、77歳の時に宇宙に戻ったジョン・グレンや、80代後半で素晴らしい裁判所裁定を書いた最高裁判事のルース・ベイダー・ギンズバーグだ。これらの潜在能力が高いロールモデルは、彼らは例外だ、というラベルを貼ることができてしまうからだ。[※9] 所詮、２つの大成功したキャリアを交互に切り替えたり、アメリカで最高位の法廷に出仕する人がどのくらいいるだろうか？　という話になってしまう。

しかしながら、私たちが称賛する高齢のロールモデルの特殊な資質に気付くこと（ギンズバーグ判事の労働倫理や男女の平等のような）は役に立つ。これらの資質を強めることは、私たちのほとんどが達成可能な目標であるからだ。

年齢の多様性に気づき、年齢をよく見ること

加齢の過程は均一ではない。実際、私たちは年をとればとるほどお互いに異なってくる。[※10] これは社会的かつ個人的な要因による。60歳以上の人をすべて同じように考えることは、20歳か

ら50歳の間の年齢のすべての人を一括りにすることと同じである。[※11]

不幸なことに、アメリカおよび世界全体で、ニュース記事や健康に関する研究の多くは、高齢者を排除するか、高齢者はみんな同じとして位置付けている。このことによって、この年齢のグループにもっと適切に資源を割り当てることを実現する政策やプログラムをより詳しく検討することや、作り出すことができていない。また、これによって、私たちは加齢過程の著しい多様性を考慮することを避けてしまいがちになる。

色の区別に障がいのある人が人種を考慮に入れないのと同じように、年齢を見ようとしない人は年齢をとるに足らないものと考える。

この点を注意してみてみると、それがどれほど普通のことになっているか気付くようになるだろう。私の地元のスーパーで魚を売っている気のいい男性は、高齢の客のことを〝お姉さん〟とか〝お兄さん〟と呼んでいる。アメリカでは、何年間か会わなかった人に対して〝全然変わっていないですね（haven't aged a day）〟と言うのが普通だ。

これはお世辞として使っているのであるが、ある人の年齢を無視したり軽視したりすることは、年齢を特定することは極力避けるべきだということを意味するため、その人を見下すことになりかねない。[※12]最良のアプローチは、年をとらないふりをすることではない。年をとることは、考慮に入れたり、評価されたりするべきものだ。気付かないふりをすることは、付随して生じる可能性がある差別とともに、その利点を隠してしまうため、何の解決策にもならない。

日常生活における目に見えない年齢固定観念に気付くこと

こころの内を見つめ、あなたが選んだ他者の姿から学ぶことに加えて、あらゆるところに存在している年齢の固定観念を探してみてほしい。

最初は、何か見えないものを探しているように感じるかもしれない。それは、一緒に泳いでいた時に、一匹の年上の魚に出会った二匹の若い魚についてのジョークのようだ。[※13]年上の魚は「やあ、君たち、水はどう？」と話しかける。二匹の若い魚は泳ぎ続けながら、とうとう一匹がもう一匹に「水って一体何のこと？」と言う。いったん水に注目し始めると、見渡すすべてのところが濡れているように見えるだろう。

イェール大学の「健康と加齢（Health and Aging）」の講義で、学生はセメスター開始時にはほとんどエイジズムについて意識していない状態である。3か月後、彼らは新聞記事を取り上げたり、ソーシャルメディアを見たり、他の人に話したりする際、必ずといっていいほど、彼らの生活の至る所に隠れているネガティブな年齢固定観念に気付くようになる。

ある学生は、前から何度も見ていたはずの空港のセキュリティサインに突然ショックを受けた。それは、〝12歳以下または65歳以上のかたは、靴を脱ぐ必要はありません〟というものだった。なぜ連邦政府関係機関である運輸保安局がこれらの2つの年齢集団を引き合いに出したのか、そして、この子ども扱いが高齢者に与えうる影響について、彼女はそれまでよく考えたことがなかった。

バーダー・マインホフ効果と呼ばれるようなことが、より徹底して一つの現象に注目し始めた時に生じる。※14

仮に、新しい車、例えば、スバルステーションワゴンを買おうと考えているとしよう。すると、突然、スバルステーションワゴンがどこにでも存在するようになる。高速でも、空港の駐車場でも、あなたの街の道路でも、その車が目に留まるようになるのだ。友達の姉（または妹）がその車を運転していることがわかったり、父親が最初に乗った車だったとわかったりする。陰謀かなにかのようであるが、そうではない。単純に、スバルステーションワゴンが心に留まり、以前よりもしばしば気付くようになったのだ。

エイジズムでも同じことが起こる。いったんそれについて考え始めると、それをどこででも、ほぼすべてのもの、すべての人において目にすることだろう。

なお、エイジズムには、観察しやすい形のものもある。例えば、私の地元のパーティー用品店にある高齢者の誕生日向け用品の通路だ。もし見つからなければ、〝お年寄り用（OVER

THE HILL：最盛期を過ぎた）〟という看板を探してほしい。そこで、墓石が付いた黒い風船と、〝もし馬だったら、もう撃たれている〟というひどい警告がプリントされたテーブルクロスを見つけるだろう。

エイジズムには、さらに気付くのが難しい例もある。高齢者が存在しないこともエイジズムに含まれているからだ。その例には、患者を年齢で判断して必要となる医学的治療を行わない病院も含まれる。その他には、メディア、マーケティング、職場において、多様性が促進されているかを討論する際に、そこに年齢が含まれていないこと、症状改善への治療につながるかもしれない医学的臨床試験から高齢者を外すことが挙げられる。これらは見逃されやすいが、高齢者に平等の機会があるかないか、高齢者が含まれているかどうかに注意することが大切である。

未来の自分に気付く

今はまだ高齢者ではない私たちが、自分たちは高齢者とは根本的に異なっている、とみるのではなく、高齢者になるトレーニングをしていると考えてみるとよい。順調にいけば、私たちはいずれ高齢者になる。この点からすれば、ネガティブな年齢観は将来の自分自身に向けた偏見になりうる。

若い時に、老いることを正確に想像することは、特に、誰か高齢者と密に接していない場合には難しい。年をとることに抵抗したり、高齢者を避けたりすることは、年齢差別主義の社会で、多くの若い人が気付かないうちに学ぶふるまいのひとつである。加齢に対するよりよいアプローチ方法は、積極的な世代間の接触である。これはウィン・ウィンの関係である。

高齢者を探してほしい。出会いの形は、世代間のヨガクラスであろうと、オンラインブッククラブ、あらゆる年齢歓迎の公共の場、あるいは〝活動する高齢者と若者〟をモットーとするグレーパンサーズのような年齢公正グループであろうと。

高齢の同僚や隣人と知り合いになろう。

高齢の身内と活動の計画を立てよう。

年齢が異なる大人が、様々な活動（スープキッチンでのボランティアのような活動）に一緒に参加することの影響を調べた最近の世界的研究調査で、若い人の高齢者に対する見方、また反対に、高齢者の若者の見方が改善されたことが明らかになった。[※15]直接出会う体験がすぐには難しい場合は、高齢者が作った映画、本、ブログ、ポッドキャスト、その他のメディアに、もっと触れる機会を持つようにしてほしい。

B 責められるべきところを責める

加齢でなく、エイジズムを責める

いったん自身の年齢観や、文化に浸透している年齢観に気付くようになれば、ＡＢＣメソッドのＢ段階で加齢についての理解を再形成する準備ができていると言える。

ネガティブな年齢固定観念などのエイジズムのターゲットとなった時に、その責めをその人自身から妥当なターゲットに向け直すこともこれに含まれる。つまり、エイジズムそのものや社会資源に、である。問題の本当の原因を見つけるためには、目の前のよくない出来事より、もっと大きな文脈に目を向けるが必要となる。年をとることを困難なものにしているのは、加齢の過程自体でなく、多くの場合エイジズムであることを認識することから始めるのがよい。

先日、次のような医師の話を聞いた。ある85歳の男性が膝に鈍痛があったため医者の診察を受けたところ、「いいですか、この膝は85歳なんです。どうしようもないですね」と言われ、患者は「ええ、はい、先生。でも、私のもう片方の膝も85歳ですが、ちっとも痛くないんです」と答えた。

患者の心配ごとを、患者が高齢であるという理由で却下してしまう医師は、他のことが影響している可能性があるにもかかわらず、年齢のせいにしていることを意味する。問題がどこから来ているかを調べずに、晩年の低下が不可避なものであるという年齢差別の思い込み（しばしば就学前に植え付けられ、医学部時代を通して強められる年齢観）に基づいて、この医師は、医学的な責任を逃れているのである。その患者は、つい最近、私道の雪かきをしていた時に、肉離れを起こして、膝の痛みに悩んでいた可能性がある。しかし、それは〝高齢者の膝〟のせいであり、医師は自分が扱う問題ではないと考える。その医師は、患者の症状を加齢特有なものだろうと見当違いの判断をし、それゆえ力になることができないというのだ。

私たちは生来の傾向として、何か都合が悪いことが起こると、状況よりも人を責めがちである。これはいわゆる〝根本的な帰属の誤り〟というものだ。[※16]

レジに並んでいる時に誰かが横入りしたら、家にいる病気の子どものために大急ぎで薬を買おうと焦っている親、とみなすのではなく、不作法な人だ、と思うかもしれない。

研究のプレゼンテーションをすると、聴いてくれた人たちが、後からやってきて「ええと、もちろん、ネガティブな年齢固定観念が至るところに存在していることはわかります。でも、それらは年をとるとどうしても弱くなっていくという現実を表しているのではないでしょうか」とよく言う。この考え方の最初の問題点は、年をとることとは、避けられない精神的および身体的低下の時だという通俗的な言い方が正しくないということだ。

70代で膨大なきのこの種類についての記憶を増やし続けたパトリック、あるいは、90代で競泳選手となったモーリンを思い出してほしい。

二番目の問題としては、この考え方では、原因と結果がごちゃ混ぜになっていることである。この本の中で書いたように、社会に基づく年齢観は私たちの健康と加齢の生物学的指標に影響を与える。どのように年をとるかという点では、社会が原因となり、生物学的なことが結果となることが多いのだ。

それでは、原因となっている考え方を変えるために私たちがとれる最善の方法は何だろうか？　その答えは、私たちは責めるところを変えることができる、という点にある。

上流の原因を責めること：溺れる人を救う

私が具体的な健康につながる行動を修正することよりも、年齢観の再構築を提案することを不思議に思うかもしれない。

とどのつまり、加齢の健康についての多くの本は、健康的な食事をし、ストレスを減らし、運動をすることを勧めている。確かにこれらの行動はすべて健康と長寿に役に立つが、このようなタイプの行動を目標にすることは長い目で見ると成功しないことが多く、時として逆効果になることもある。[※17]

それはなぜか？　栄養価が低い食事の摂取、高いストレスレベル、運動不足に着目する時、上流ではなく、下流の要因を扱っていることになるからだ。医療社会学者のアーヴィング・ゾラの寓話によってその意味を説明したい。

あなたは流れが速い川の岸に立っていて、誰かが水の中でもがいている、おそらく溺れているのを目にする。

自分自身の生命を危険にさらし、凍てつくような危険な流れに飛び込んで、なんとかその人を岸に引き上げようとする。心肺蘇生（CPR）を行っている時、叫び声を聞き、他の人が水の中でもがいているのを目にする。

再度飛び込み、安全なところまで引き上げ、再び蘇生を行っていると、さらに何人かの溺れてあえいでいる人たちが流れにのって運ばれてくる。これらの人たちみなが川に落ちるという何かがもっと上流で起こっていることを悟り、あなたは恐怖のパニックに襲われる。

発生元に介入することで人々が川に落ちるのを防ごうとする衝動にかられるが、溺れている人を救うことにあまりに忙しく、それについて調べたり何かしたりすることができない。[※18]

これは公衆衛生の古典的な課題である。差し迫った緊急な下流の問題（溺れる人々）と危険を伴う構造的な上流の原因（人々を川に落としている理由がなんであれ）の双方に取り組む必要があるということだ。

年齢観は、健康と幸福についての上流の予測因子の一つである。年齢観を変えることによって、健康習慣だけに注目する場合よりも、簡単にその習慣を変えることができる。年齢観に基づく習慣は、内側から根本的に変えることができるものである。

その寓話で言えば、ネガティブな年齢観などの上流要因であるエイジズムは、川に人を突き落としている悪者として表現されるかもしれない。私たちは、その悪者を退治する必要があるのだ。その理想的な修正方法は、エイジズムを一掃する社会改革の波である。

しかし社会改革には時間がかかる。その間、この章で概説し付録1でさらに詳しく述べているABCエクササイズによって波だった水面から自身を守ることができる。

C　ネガティブな年齢観に異議を唱える

ABCメソッドのCは、年齢観に対して異議を唱えることを表している。私たちの研究で、エイジズムを無視するのではなく、対峙することで積極的に対処している高齢者は、うつ状態や不安症状を起こしにくいことが明らかになった。[※19] 特に、これはネガティブな年齢観に当てはまる。それに挑むことが多くなるほど、ネガティブな年齢観に支配されることが少なくなる。

声を上げる

エイジズムに異議を唱えることは、それを目にしたら黙っていないことを意味する。これは、個人的なやりとりと公の場での討論の両方に当てはまることだ。

例えば、64歳の反エイジズムの活動家であるアシュトン・アップルホワイトは〝やあ、これって年齢差別？〟というオンラインのコラムを始めた。その中で、読者は彼女に様々なことばや行動が年齢差別と考えられるかどうかを質問する。アップルホワイトは、エイジズムを穏やかに、思慮深く指摘しており、読者にも同じような方法で指摘することを勧めている。

先日、「〝気が若い〟ということばについてどう思いますか？」と一人の読者が質問した。アップルホワイトの答えは「〝気が若い〟は何を意味しているのでしょう？　いたずらっぽい、ということ？　恋愛志向が強い、ということ？　冒険心が旺盛、ということ？　私たちは、人生のどの時点でもこれらのいずれも感じることができるし、その反対のことも同じく感じることができる。〝気が若い〟のような若さを中心としていることばは、別のことをほのめかしているから年齢差別ですね」[20]というものだった。

多くの著名人が続々とエイジズムに反対する声を上げている。例えば大スターのマドンナは最近「どういうわけか、みんないつも私を黙らせようとしています。今は、私がもう若くないという理由で、です。私は今、エイジズムと闘っています。今私は、60歳になったことで罰せられていますと」と不満を漏らしている。[21]

同じように、ロバート・デ・ニーロは、72歳の時、映画業界について「ここでは若さがその文化の非常に重要な部分です。言うなれば、高齢者は他の場所と違い、尊敬されることはありません。映画に出るためには、若くて美しいか、若くてかっこいいことが求められるのです」と不満を述べた。[22]

彼らのような著名でない人たちもまた、それぞれのやり方で自分の問題に対処しようとしている。例えば、私の83歳の義理の父は、人気の音楽教授でジュリアード音楽院卒の熟練したピアニストだが、雇用主であるペンシルベニア大学を年齢差別のケースで提訴した。日常生活が次第に困難になっているという理由で大学が彼に退職を強要しようとしたからだった。

異議を唱えることは子どもの頃から始めることが可能である。私は娘たちを育てていた時、魅力的で興味深い高齢者が登場する本を読みきかせることでポジティブな年齢観に触れさせようとした。また、様々な年齢の人が登場するテレビ番組を選んだ。エイジズムがこっそり忍び込んできた時には、年齢差別を具体的に指摘するように促し、ネガティブな年齢観を吸収することから彼女たちを守ろうとした。

ロアルド・ダールの小説の一つ『ぼくのつくった魔法のくすり（原題：George's Marvelous Medicine)』の始まりは、〝白髪交じりで不平屋のおばあちゃんは、歯は薄茶色、犬の尻のようなおちょぼ口だった〟というかなり残念な記述で、彼女たちはびっくりしてしまった。私の娘の一人は、これを読んだ時、眉をひそめた。もう一人の娘は、「えっと、それじゃおばあちゃんに意地悪だと思う」と言った。

娘たちが小学生の時に、別の形でエイジズムに異議を唱える出来事が起こった。

アメリカの小学校で高齢者をまねる100日祭の前に4年生の2人の人気者が司会進行役を務める発表会に彼女たちは参加した。司会者の二人は、白髪のかつらをかぶり、みすぼらしいスリッパを履き、腰を曲げて、気難しい態度で、杖をついてステージを歩きまわった。司会者の二人は、近づきつつある出し物の告知をするのだが、途中で話がそれる。まるで、何を言おうとしていたのか忘れてしまったかのように。多くの教員も含む聴衆は大笑いし、歓声を上げた。

司会者の年齢差別的風刺に疑問を投げかけるため、娘たちと私は、反エイジズムのワークショップを作って実行した。そのワークショップでは、子どもたちがステージの上で観た年齢の固定観念と、これらの表現とは異なる高齢者の姿について話すことができた。娘たちはまた、クラスメイトを誘って、たくさんの雑誌や自分たちの経験に基づくイメージのコラージュを作るグループを作った。グループの半分がエイジズムを表すコラージュを作り、もう半分が高齢者をポジティブに描いているコラージュを作った。

ためらいなくエイジズムに抗議する、まさにそのような高齢者の一人が、99歳のアイリーン・トレンホームである。彼女は、バーモント州グリーンマウンテンに住む私の両親の隣人の一人だ。

彼女はセカンドハンド・プロウズ（Secondhand Prose）という古本屋を営んでいて、そこから得た利益は地元の図書館に寄付している。彼女は、古本屋で働く人のすべてのシフトの計画を立て、寄贈本の選別を行っている。

先日の午後、アイリーンは丘の上にあるビクトリア朝の広大な家に私を招き、コーヒーを入れてくれた。私たちをはさむコーヒーテーブルの上には、完成したばかりの、グスタフ・クリムトの絵が描かれた1000ピースのジグソーパズルが載っていた。彼女は、頭と指のストレッチのために毎週新しいパズルのピースをスライドさせたり、はめたりしている。

年齢差別の言動に出会うと、それが適切でないことを丁寧に、しかし断固として指摘する、とアイリーンは言った。先日、担当医が大きな声で彼女に話しかけた。聴覚にまったく問題がないにもかかわらず、である。そして、その医師は、大半を彼女の息子に向けて話しかけていた。アイリーンは、指摘するべきだと感じて「ありがとうございます、私は耳が遠くありません。それに、息子が先生の患者ではなく、患者は私です」と言った。その医師はどこか困惑しているようだったが、それでも丁重に、自分がどのように振る舞っていたか気付いていなかった、と彼女に話した。

また、アイリーンは、友達が年齢差別の冗談や行動の的になると黙っていなかった。「年をとって、いつも親切にされるわけではないです」と彼女は言う。それを変えるために、彼女は自分の務めを果たしている。彼女は、その勇敢さについて、祖母から受け継いでいると私に話してくれた。彼女の祖母は、現在彼女が暮らしている小さな町の郊外にあった酪農場で彼女を育てた。「何をするにしても、自分の足で立つようにしてほしい」と祖母はいつも彼女に話していた。

付録1に、ポジティブな年齢観を増強するABCメソッドの実施を可能にすると思われる一連のエクササイズが示されている。

次に、ABCメソッドが実際の場で適応されるとどのような感じになるのか、その実例として、スーザンを紹介したい。

パプアニューギニアから代理店を改革するまで：ＡＢＣメソッド象徴的な例

当時、シカゴ大学の博士課程の若い学生だったスーザン・ジャニーノは、窮地に直面していた。地域の社会動態についての数か月にわたる広範な実地調査を行うため、彼女はパプアニューギニアに出発する準備をしていたのだが、乳児である娘が慢性扁桃腺炎と診断された。重病ではないが、治療しないと重症となる。当時の南太平洋の島では、必要となる綿密な医学的管理を受けたり抗生剤を入手したりすることは難しかった。

彼女は地球の反対側に行って論文作成のための調査を行う代わりに、米国でできることを見つけるという決心をした。自身の論文のテーマをどのように調整したらよいか考えている時に、大手広告代理店の研究責任者からの電話があった。彼は、大学の教授から彼女の電話番号を教えてもらっており、会社の利益につながるように社会科学者を採用したいと考えていた。スーザンは数日間ためらっていたが、思い切ってやってみることにし、その広告業界の仕事を引き受けた。「私はマクドナルドの委託業務に配置されました」と彼女は笑いながら言う。数週間のうちに、社会的サポート要因が南太平洋の島の幸福にどのように影響を与えているかについて研究する計画から、〝なぜ突然バーガーキングのワッパーはロナルド・マクドナルドのビッグマックよりも売れているのか〟を解明しようとすることに変った。

それは適応だった。彼女の新たな同僚たちは、きちんとした服装をし、自分がどう見えるかということにとても気を配っていた（彼女は冗談で「研究者の世界では、シャツをたくし込んでいると、おしゃれをしていると思われます」と笑う）。物事の動きが速く、プロジェクトは数週間内で終了した（シカゴ大学では、同じプロジェクトに10年をかけて取り組むことがあった）。スーザンは新たな世界を、目がくらむようなスリルに満ちたところだと感じた。

彼女は、広告の世界のエイジズムについて、早いうちにはっきりと気付くようになった。

最初の顧客の一つは、スキンケアブランドのオレイ（Olay）だった。最初に見た彼女の会社が手掛けたオレイの広告は、若い女性が出てくるものだった。その広告では、表向きはまだオレイの顧客ではない若い女性が、浴室の鏡に映る自分を見つめている。そして、鏡に、自分を見つめている高齢の女性を目にする。「私、まるでお母さんみたいだわ！」と若い女性は悲鳴を上げる。

高齢者はその会社の広告には出てこないことが多かった。彼らが広告に出てくる時は、高齢の女性の場合は、おとなしいおばあちゃんとして、男性の場合は傲慢で不機嫌な人として描かれる傾向があった。また、概して、彼らはテクノロジーに疎い人として描写されていた。

55歳から73歳までの人の70%はスマートフォンを持っているにもかかわらず、高齢者が登場する広告のうち、彼らがテクノロジーを操作する姿が出てくるものは5%未満である。[※23]

そして、スーザンは自分の業界で高齢者の描写が悪くなる一方であることに気付いた。70代の人たちが、アメリカの労働力の中で最も成長している集団であるにもかかわらず、働く人を描写する広告にはめったに登場しない。その代わり、彼らは医療の受け手として登場することが多い。

最近10年間で、〝マーケティングは高齢者をターゲットにした広告を電波に乗せている〟とスーザンは言う。これはある意味皮肉だと彼女は指摘する。「力を注ぐべき市場層として彼らを認識しているため、前進の徴候とみなすことができます。が、残念なことに、これらの多くの広告の根深いテーマは、加齢が衰弱や低下や困難な状況の時であるとしていることです。重要な点は晩年に孤独や糖尿病がないというのではなく、そのテーマに相反する視点がないということです。高齢者はこれらのネガティブなメッセージ攻めに遭っているのです。加齢の別の側面を見ない、より広い見方でも多次元的でもない見方です」と述べる。

スーザンは、広告業界のこの視点を非難する。これらの年齢の固定観念は、スーザンが本能的に加齢の多様性や強みについて真実だと思っていることと一致しないからだ。

彼女は、8人の兄弟姉妹、活動的で働き者の母親、深い関わりを持つおじ、おば、祖父母、そして、90代まで元気で医師として働いた父親という世代を超えた大家族で育った。そして、シカゴ大学で老年社会学の創始者であるバーニス・ニューガーテンに師事した。彼女は、加齢についての神話を次々と打ち破っていった。例えば、〝空の巣〟症候群などである。この現象では、成長した子どもが家を離れることが、通俗的な文化では悲しく心に傷を残しさえする経験だと描写されるが、それどころかしばしば子どもと親の双方にとっての成長の機会であることを示している。

広告には、その制作のために代理店が雇った人たちの年齢観が反映される。ちなみに、広告会社の従業員の平均年齢は38歳である。[※24] スーザンの会社では、幹部はよく従業員がどのくらい若く見えるかを基準として顧客対応チームの配属を決めていた。そして、高齢の従業員は、広告制作の現場から外されていた。机には椅子がなく、彼らの声は除外された。

スーザンは、広告部門にとどまるのであれば、現状を揺り動かし、通俗的に持たれている思い込みに挑む必要があると決心した。非常に競争の激しい業界で多くの段階を上がっていくにつれて、広告と会議室の両方で加齢の多様性を受け入れるという目標を持つ彼女は、これまでの年齢差別の慣例を見直し続けた。

現在、スーザンは、世界で最大の広告会社の一つであるピュブリシス・ノース・アメリカ(Publicis North America)の会長である。現在、70代の彼女は、最も高齢で最も影響力を持つCEOの一人である。彼女は、内部から広告業界を静かに変えている間に、NPOの世界にも目を向けていた。NPOでは、加齢の新たな、よりふさわしい描写を妨げるような制約が少なく、利潤追求の動機が少ない。

現在、スーザンは、非営利組織である広告協議会（アドカウンシル：Ad Council）の運営を手伝っており、そこでは、有名な『ミルクある？（Got Milk）』キャンペーンのような世間の関心が高いテーマの広告を制作している。陣頭指揮を執った『愛にレッテルはいらない（Love Has No Labels）』キャンペーンを、彼女は特に誇りに思っている。[※25] 多くの様々なタイプの人々が愛し合う関係にあることを示すことによって、あらゆる偏見に取り組むものである。登場する人々は、高齢者、若者、同性愛者、異性愛者、黒人（ブラック）、褐色人種（ブラウン）、白人（ホワイト）である。広告の一つでは、大きなレントゲンスクリーンが遊歩道に設置されている。スクリーンの後ろで様々なカップルが抱き合っているが、その属性は隠れていてわからない。どのカップルにも共通する骸骨だけが見えている。そして、一カップルごとにスクリーンの前に姿を現していく。その中に高齢の男女が出てくる。二人はスクリーンの後ろから現れ、「愛に年齢制限はありません」と女性は宣言する。6000万人が、その広告を観た。

プライベートでは、スーザンは、自身の結束が強い数世代の大家族と、彼女いわく〝固定観念に基づかない交流〟を行うことでネガティブな年齢固定観念に挑んできた。例えば、最近、みんなでパドルボードを習った。スーザンの若い孫息子は、新しい技術を彼女の会社のキャンペーンにどのように組み入れるかについてアドバイスをくれた。スーザンは、若い孫娘に取締役会を招集する方法を教え、実際にそれを行ってもらった。

それと同時に、変化はすぐ間近まできているとスーザンは確信する。「最終的には、より公正な社会のために闘っている、熱心で、健康で、幸せで、活動的な非常に多くの高齢者が私たちのために働いてくれるでしょう」と私に語った。

彼女は、変化の触媒の働きをする人が、〝社会規範を変えようとする起業家〟から生まれることを期待している。「彼らは伝統的な活動家とは異なります。最初は、世間を騒がせるだけのように見えますが、そんな人がだんだんと多くなっていき、ある時から急に雪だるま式に増え、速度を増し、それまで雑音のようだったものがあっという間に文化の主流へと躍り出るのです」。

第10章

社会における年齢からの解放 ‥ 新しい社会運動

エイジズムを終わらせる集会

4月には似つかわしくない季節はずれのうっとうしい午後、私は大学院生の二人、サマンサとイギーと一緒にニューヨークに向かう電車に乗った。セントラル・パーク近郊で、ぎゅうぎゅう詰めの群衆の中に立つためだ。

私たちはそこでエイジズムに反対する史上初の集会に参加した。ベビーカーの乳幼児から90代の活動家まであらゆる年齢、人種、背景を持つ人々が集まっていた。その集会では、そこに集まっている人たちはすでにみなわかっている点、社会は相互依存のネットワークであり、一つの集団が他のすべての集団に影響するということが確認された。

老いることはいつも頭の片隅にあって、エイジズムの不公平さは、私たちの心を重くしていたが、社会の様々な層の人々が連帯して集まった歓喜に満ちた光景と抗議行動は、私にとってすぐには忘れることができないものとなった。

午後には熱を帯びたスピーチや詠唱が満載だった。地元の市議会議員であるマーガレット・チンは、高齢者の権利の擁護について「高齢者が社会の重荷であるかような危険な言い方を変えなければいけません。方向転換するべき時がきたのです！」と熱弁をふるった。医師、大家、雇用主から受けた年齢差別の体験をニューヨーカーの何人かが語った。参加者の頭上には、自作の看板が所狭しと掲げられていた（私の看板は、アルバート・アインシュタインと、その下に「この人を雇いますか？」と書かれたものだった）。

シルバー・セイレーンズ（Silver Sirens）の刺激的なダンスパフォーマンス、年齢の公正の問題を擁護する高齢者のチアリーディングチーム、黒人ゴスペルシンガーのダイアナ・ソロモン・グラバーの、力強く、心を打つアリアが披露された。そのアリアは公民権運動のバラードである『誰も私を後戻りさせることはできない（Ain't Gonna Let Nobody Turn Me Round）』をその日のテーマに合わせて作った「エイジズムは私を後戻りさせることはできない。誰も私を後戻りさせることはできない。私は、歩き続け、話し続ける。自由の世界に向かって進んでいく」という歌詞だった。合唱の部分では、そこにいたすべての人が彼女と一緒に歌った。

グレーパンサーズ：当時と現在

1970年、65歳のマギー・クーンという名の女性が、フィラデルフィア教会での職を解雇された。彼女はそこで低所得者住宅の拡充のために闘うという課題に関する社会福祉プログラムを運営していた。

退職を強制された後、マギーは、65歳であることを申し立て理由として同じように仕事を解雇された数名の友人と一緒に集まった。最初は、愚痴をこぼすために集まったが、まもなく愚痴から決意表明へと変わった。それ以前の数十年間、マギーは公民権運動やベトナム反戦運動に取り組んだ。彼女は、そこで、じかに社会を変える草の根運動グループの力を知った。マギーは変化には時間がかかるけれども、とても不可能に思えることが、多くの情熱と努力によって必然的なものになることを信じていた。

1年のうちに、マギーと友人たちの信念に1000人の人々が魅了された。彼女が説明したように、〝誰もがかかっていることを認めたがらない悲惨な病気〟という老いに対する一般的な見解を、年をとることは実際には祝福すべき勝利であるという当時としては過激な考えに代えることを目指す信念である。[※1]

1970年代半ばまでに、マギーの小グループは、全国的な注目を集めるほど話題になっていた。ある晩、機知に富んだテレビのニュースキャスターが彼女たちのことを〝グレーパンサーズ〟（ブラックパンサー運動に基づいて）と呼び、その名前が定着した。

グレーパンサーズは、エイジズムと闘うために、訴訟と、注目してもらうためにユーモアを用いたにぎやかな街頭抗議を通して現状を揺り動かした。作戦実行の最初の年には、定年退職方針に抗議するため、サンタの服装をして、クリスマスの前日に、デパートでピケを張った。サンタはここで働くには年をとり過ぎている、と主張する風刺を含んだ看板を掲げて。高齢のアメリカ人の健康問題に対するアメリカ医師会の関心のなさに不満を感じ、医師や看護師の服装をして、総会に〝往診〟し、アメリカ医師会は〝こころがない〟という診断を下した。[※2]彼女たちは、ホワイトハウスの前で、大統領の記者会見に加齢に関することを含めるように要求する抗議を行った。

マギー・クーンは広く視聴されている『ザ・トゥナイト・ショー（The Tonight Show）』にも出て、司会者のジョニー・カーソンと当意即妙なやりとりをした。一夜にして、彼女は国民的英雄になった。[※3]

１９９５年に亡くなるまでに、マギーとグレーパンサーズの活動は、国会を説得してメディケアの削減案を却下することや、多くの業界における定年退職制を廃止することの一助になった。[※4]その過程で、彼女たちは高齢期が自己決定と解放の時であることを示していった。マギーは、アメリカの人たちに、〝私たちは優しく甘い高齢者ではなく、実質的に変わらなければいけないし、私たちは失うことは何もない〟ことを理解してほしかった。[※5]

マギーが率いていた当時のグレーパンサーズの遺産には、彼女が〝新入りさん（cubs）〟と呼ぶ、若いメンバーに対する愛情を込めたニックネームがある。彼らの多くが、学問の世界や政治の世界で力のある立場にある。

その中には、高齢化の政治経済学を創始した学者のキャロル・エステスや、アメリカ上院議員のロン・ワイデンがいる。彼は28歳の時に、引退した82歳のソーシャルワーカーとともにグレーパンサーズのオレゴン州支部を率い、現在は国会で、加齢に肯定的な考え（pro-age）を持つ指導的な人物の一人である。※6

現在66歳のジャック・カプファーマンは、ニューヨークのグレーパンサーズを引き継いだ。マギー・クーンが設立したその団体は、約10年前から活動停止状態になっていた。ジャックは私に「カリスマ的な指導者が亡くなると起きることです。基盤が整っていません。同じような関心を引き続けることは難しいですよね」とグリニッジ・ヴィレッジのアパートで予算なしに、たった数十人の献身的なボランティアの助けで草の根団体を運営することの難しさを説明して言った。

ジャックは、ニューヨーク市の高齢課の弁護士として長いこと働いた後に、グレーパンサーズでの役目を担うことになった。彼は、様々な方法で、成人してからの全人生を高齢者の尊厳のために闘うことに費やしてきた。

子どもの頃、彼の両親は、ニューヨーク州北部にある古い農場内の家屋を改良して、今でいうところの介護施設を経営していた。そこの住人たちは、彼に音階で歌うことを教えてくれた引退したオペラ歌手をはじめとして、家族のようなものだった。

ジャックは大学に入った時、高齢者を敬うことについて頭ではわかっていたが、自分の人生にどのように彼らを組み入れたらよいかはっきりしたことが言えなかった。ある日、彼は白髪のマギー・クーンがテレビで情熱的に話しているのを偶然に目にした。

「彼女はまさに爆弾のようでした。まるで〝ごめんなさい、なぜ定年退職があるのでしょうか？〟といった感じでした。エイジズムは高齢者だけの問題ではなく、社会正義の問題です。単にこっちにきて一緒に過ごそう、のような問題（kumbaya-nice-to-hang-out-together issue）としてではなく、よりよい世界を作るために変化を起こす必要があります」

ジャックは法学部に入った。その時以来、ネパールの高齢者のための読み書きの講座やパキスタンの高齢女性のためのマイクロファイナンス投資ファンドを教える講座を開いている。

地元では、業績の悪い介護施設に対してニューヨーク州の会計監査役による調査を促す役目をし、ニューヨーク市を破壊したハリケーン・サンディの後には、ニューヨークに住む高齢者を緊急救助に加える必要性を確かめるための作業部会を運営した。彼は、ブルックリンの避難所を訪れたことがきっかけとなってその活動を始めた。その時、体育館に詰め込まれた何百人という障がいのある高齢者を目にした。ハリケーンで打撃を受けたのは介護施設の入居者だった。施設の所有者たちは、入居者がどのような状態でいるか、問い合わせることすらしなかったことを彼は知った。避難所では石鹸や十分な食料が提供されなかった。

ジャックは憤慨した。

最近では、コロナウイルス感染症の大流行の当初、高齢者が同じように無視されたことに、彼は再び激しい怒りにかられた。

年齢解放運動を開始する

年齢解放運動の可能性を探るため、アメリカの文化的規範を形成することにつながった他の社会運動について調べた。例えば、ＬＧＢＴＱ運動は、同性間での関係に対する多くのアメリカ人の態度を短期間に変えた。つい２００４年まで、アメリカ人の3分の2が同性婚に反対だった。が、今日では、3分の2のアメリカ人がそれを支持している。そして、この支持は、すべての世代、宗教、政党といったあらゆる人口グループを超えて増加している。[※7]
社会運動の戦略について考えていた時、私は何かヒントを得ようと思い、社会学者の父に電話をかけた。キャリアに就いて間もない頃、父は公民権運動を支援し、アラバマ州にある歴史的な黒人の教育機関であるタスキーギ大学で教えるために南部に引っ越した。兄と私は生まれてから数年間をそこで過ごした。当時、調査の報告と資金調達を通して彼はその運動に貢献した。

私自身の研究結果からも、有益な変化を促すための最善の戦略を導き出した。これらの様々な情報源を基に、私は年齢解放運動を形成し、高齢者の権利を守る社会の達成の成功につながる可能性がある3つの段階を明らかにした。集団への同一化、動員、抗議である（付録3にある構造的エイジズムと闘うために特化した戦略も見てほしい）。

年齢解放運動　第1段階：集団への同一化

集団への同一化では、集団に属しているという感覚を作り出す。その過程では、エイジズムのターゲットになっていることをその集団のメンバーに気付かせたり、エイジズムが社会的勢力によって生まれること、したがって変えることができると考える手助けを行ったりする。この段階の目標は、社会学者のアルドン・モリスがいうところの〝認知的解放〟を浸透させることである。[※8] これは、人々が烙印を押されることへの抵抗を集団で決意した時に起こる。

集団への同一化の中心的側面には、抗議内容を明確にし、エイジズムによって蔓延している社会的損害について、研究によって裏付けされた証拠と、その抗議内容とを結びつけることがある。これは、『ブラック・ライブズ・マター』や『ミー・トゥー運動』の重要な要素だった。

これらの運動では、強力でそのほとんどがぞっとするような人種的、あるいは性的な攻撃についての個々の話を敷衍することができる。加えて、人種差別や性差別という根本的な問題が定着し、蔓延する状況を十分に説明するデータを示せば、いっそうインパクトが強くなる。

集団への同一化は、女性の解放運動につながった集団意識を高めることに重要な役割を演じた。これは15周年記念に集まったスミス大学の元クラスメイトへの調査から生まれた、ベティ・フリーダンの１９６３年のベストセラー『新しい女性の創造（原題：The Feminine Mystique）』から始まった。

フリーダンは、自分と同世代の女性の間に蔓延している不幸な状態を知り、〝名前がない問題〟と呼称したものの構造的かつ文化的な根拠について調べ始めた。何百という意識が向上したグループを通じて、自分の個人的な闘いの物語を共有するように女性たちを励ました。彼女たちは、自分が体験したことが自分だけではなかったことに共通性と連帯感を見出した。

近年、エイジズムにまつわる意識の向上を目指した組織的な取り組みが増えている。この取り組みのリーダーはイギリスに拠点を置くヘルプエイジ・インターナショナルで、高齢者が差別に異議を唱え、貧困を克服するための支援をもっぱら行っている。

エイジズムに反対するプログラムの責任者であるジェマ・ストーヴェルは、直面している問題は、出会う高齢者の多くがエイジズムの考え方を聞いたことがないという点だという。その状態を表す名前がなく、個々の高齢者の不当な扱いが、年齢に基づいて押された烙印によるものとして認識することに多くの人が慣れていないため、このようなことが起こる。

ジェマは、よく、高齢者個人に対して行われている不当な扱いを言い表すことばが与えられればすぐに、人々がピンときた様子を見せる場面を目にしている。

キルギスタン出身の高齢の男性は、若者の集団が、市場で品物を売っている高齢の女性をからかい、その後暴力をふるっていたことを彼女に話した。彼は〝エイジズム〟ということばを知る前、その暴力を、単に〝たちが悪い〟こととしてとらえていた。彼はそれを新たに知ったとき、暴力行為はエイジズムが動機であったことをすぐに理解した。

ヘルプエイジ・インターナショナルは、ワークショップが行われている地方の文化に、どれほどエイジズムが根付いているかを示すため、世界中の国々で意識を高めるためのツールキットとして、高齢者について言及している諺を用いる。

これらの諺には、次のようなものがある。〝ココナツの殻のように役に立たない（タイ）〟、〝あごひげに白髪が交じると、肋骨に悪魔が入る（ロシア）〟、〝古ぼうきは火の中に投げ入れる（ドイツ）〟。

また、意識を高めることは、インターネットによって促進されてきている。韓国のエイジズムに反対する活動家のグループは、若者のために保護されている多くの権利が書かれた紙が貼られた傘を持った若い人の写真を投稿した。そのそばに立っているのは、地面に散らばっている多くの守られていない高齢者の権利を列挙した紙の破片を持つ、骨だけの傘を持った高齢者である。この画像は、インターネット上で拡散した。他の数十の国々で、その写真の現地バージョンが共有され始めた。

年齢解放運動　第2段階：動員

次の段階は動きを作り出すことである。動員によって、烙印を押すことや不当な扱いを減らす等の一連の共通の目標に向けてグループのメンバーが団結することになる。ローザ・パークスは、公民権運動を加速したモンゴメリー・バス・ボイコットを始めた女性として今日知られている。

バスで白人男性に席を譲ることを拒否した4か月前、アパラチア山脈にある社会正義の指導トレーニングスクールであるハイランダー・フォークスクールでの研修会を終えたことはほとんど知られていない。彼女はそこで、戦術として非暴力の市民的不服従を学んだ。[※9]

ハイランダー・フォークスクールの精神は、創立者のマイルズ・ホートンによって表されているように、〝個人でなく、集団全体が、問題を解決するために必要な知識の多くを持つ〟というものである。[※10] 彼の活動の中心は、公民権や労働問題にあったが、この洞察は同じようにエイジズムにも適用される。

インターネットもまた、以前には想像できなかった方法で動員にプラスになる。例えば、高齢者の組織である〝パス・イット・オン・ネットワーク（Pass It On Network）〟は、エイジズムに基づく社会問題を含む、年齢に関連した問題について情報を広めるオンラインプラットフォームとして、現在70か国で稼働している。

その他、芸術も動員のために利用可能な方法である。カナダのグループは、ショッピングモールのような公共の場で、14歳から92歳の年齢の幅がある参加者が、一斉に同じダンスの動きに参加する、世代を超えたダンスフラッシュモブを企画した。彼らの目標は、ダンサーの一人が説明したように、ダンサーたちを一つにし、通俗的に持たれている〝加齢に関する固定観念〟を打ち壊すダンスパフォーマンスを創り出すことである。[※11]

ブラジルの活動家であるアウグスト・ボアールが開拓した〝被抑圧者の演劇（the Theater of the Oppressed）〟もその一つである。そこでは、観客が俳優になり、ステージ上での取り組みに参加する前に、まずは偏見の例が演じられるのを目にする。『たらいまわし（The Runaround）』というパフォーマンスでは、観客は、高齢の登場人物が緊急の歯科治療で、年をとり過ぎているという理由で、保険会社から拒否されるのを見た後に、医療システムにおけ

る年齢的不公平に異議を唱えるように働きかけられる。[※12]

風刺もまた、人々を動員するのに効果的な方法だ。私が個人的に好きな『ガリバー旅行記(Gulliver's Travels)』の中で、ジョナサン・スウィフトは、エイジズムを含むイギリス社会の多くの面を風刺した。彼は、想像上の存在であるストラルドブラグが住んでいる島を創り出した。彼らは不死だが、80歳になった瞬間に、権利や財産を奪われる。スウィフトが『ガリバー旅行記』を書いたのは300年前であるが、毎年学生たちとその本を読むと、いつも彼のメッセージが今日どれほど反響を呼んでいるかに感銘を受ける。

エイジズムの風刺作品のより最近の例で、今度は映画業界の状況について。当時30代の喜劇女優のエイミー・シューマーは、50代のジュリア・ルイス＝ドレイファスの野外パーティーに偶然にふらっと立ち寄って参加することになる。（訳者注：「インサイド・エイミー・シューマー」というTV番組）ジュリアは、海にボートで出る前に、性的に求められる存在としての最後の日をお祝いしている。[※13] ジュリアが「女優人生の終わりはいつも、信じられないけど、ヤれる（f--able）レベルを過ぎた、とメディアが決めた時なのよ」とエイミーに説明すると、びっくりしてエイミーは「どうやってわかるんですか？　誰か教えてくれるのですか？」と聞く。ティナ・フェイが「誰も実際にははっきりとは教えてくれない、でもサインがあるの」と割って入る。ジュリアは続ける。「映画のセットに行って、衣装のところに行くでしょう。そうすると、あなたのために用意された衣装は、頭のてっぺんからつま先まで覆うような、長いセーターだけだったりするわけ」。

この5分の寸劇で、女優たちは、ハリウッド、ファッション業界、高齢者から性的なものを除こうとする私たちの文化的傾向について、エイジズムと取り組もうとした。この寸劇は70万回近く視聴されている。

年齢解放運動　第3段階：抗議

社会的運動の有効な最後の段階は、抗議である。これには、その参加者が含まれる。参加者たちは、社会改革の起爆剤となるべく、自分たちが疎外されている構造的な原因にエネルギーを向けている。

成功する年齢解放運動は、高齢の有権者の強力な力によって支えられる可能性がある。高齢者が、次第にアメリカ人口の大きな層を占めるようになったのに加えて、歴史的に見ても高齢有権者の投票率は高い[※14]。

そのような政治的影響力を利用して、年齢解放運動は、政府支援によるエイジズムに対する広報キャンペーンを要望できる可能性がある。

喫煙に対して行われた運動をモデルにすることもできるだろう。それは、考案されたアメリカだけでなく、オランダからニュージーランドに広がる国々で、かなりの成功を収めた。[※15] 反タバコキャンペーンの目玉の「喫煙は、あなたの健康にとって危険です」のように、新たな広報キャンペーンは「エイジズムはあなたの健康にとって危険です」と警告することができるだろう。私たちのチームの研究で証明されているように、エイジズムが認知的および身体的な状態にもたらす有害な影響を浮き彫りにする可能性がある。ソーシャルメディア、テレビ、紙媒体などの幅広い出力先を使うことが可能と思われる。

年齢解放運動は、民間の分野でも力を行使できる可能性がある。アメリカでは、50歳以上の人々が、個人消費の大部分を担っており、このような傾向は世界的に広まっている。[※16] 例えば、イギリスでは、2018年の個人消費の54％を高齢層が担っており、2040年には63％に上昇すると推定されている。[※17]

幅広い層のふさわしいターゲットがいるにもかかわらず、広告業界が、伝統的なメディアやソーシャルメディアと大半の取引をしていることを考えると、広告業界は最もエイジズムを促進している業種と言える。そのため、具体的な目標は、高齢者の品位を傷つけるような表現をやめ、ポジティブで多様な高齢者のイメージを取り入れることを要望することである。

その他には、テレビとソーシャルメディアが抗議の対象となりうる。テレビには二重の問題がある。つまり、広告自体がしばしば年齢差別的であり、かつ、番組に出てくる人物像がネガティブな年齢固定観念に基づいている。[※18] 私たちの研究が示すように、ソーシャルメディアサイトは高齢者を軽んじる掲示板を提供している。[※19]

この問題に取り組むための最初のステップは、ネガティブな年齢観のもとになるその行為が有害な健康被害をもたらす点について広告主と話し合うことだろう。話し合いが変化につながらない場合には、次の段階として、関連するメディアのプラットフォームや、それらで広告を流す会社の製品や利用のボイコットが考えられる。

2020年7月、『利益のためのヘイトをやめろ（Stop Hate for Profit）』キャンペーンに1000を超える企業が参加した。ソーシャルメディア大手のフェイスブック社に対して、人種差別から投票者のデマまで様々な憎悪に満ちた危険なトピックの投稿が広まることを止めなければ、ボイコットすることを表明するものだった。ケイティ・ペリーやサシャ・バロン・コーエンのような様々なセレブが、そのボイコットを支持した。キャンペーンはある意味成功した。フェイスブック社は、アルゴリズムによる人種的偏見を検討・防止するチームを作ることを発表した。[※20] しかし、これらの要求はいずれもエイジズムについては対象としていなかった。このことは、高齢者は自身で社会運動を行う必要があることを指すものだ。

国際レベルでは、年齢解放運動は価値ある国連構想を復活させる可能性があった。その構想は、エイジズムとの闘いを含む〝高齢者の権利と尊厳を促進し保護する法的手段〟である。残念なことに、国連加盟国の大多数がその構想を否決した。[※21]

数年前、高齢者の権利とその権利を執行する方法に関する条約について議論するため、194の国連参加国からなるワーキンググループに参加した時、私は喫緊の支援の必要性について、高齢者が熱意ある証言をするのを聴いた。低所得・中間所得国では、高齢者の60％が年齢を理由に必要な医療が受けられていないと報告されていること、そして133か国の調査で、高齢者に対する暴力、虐待、無視を防ぐために国で定めた法律があるのはわずか41か国であることを知った。私はまた、アメリカを含む多くの国で、人々は年をとるにつれて、薬を買うか食料を買うか選ばなければいけない傾向が強く、高齢のアメリカ人では、貧困率が65歳から69歳の人では7・9％、70歳から74歳の人では8・6％、75歳から79歳の人では9・5％、80歳以上の人では11・6％に上昇する、と登壇者が説明するのを聴いた。[※22]

それにもかかわらず、アメリカ代表団はその国連条約の承認を拒否した。ランチで、私はアメリカの代表の外交官の隣になんとか席をとり、自分が彼女のスピーチを正確に理解しているかどうか確かめるための質問をしてみた。理解したことが間違っていないことがわかった。ベイクドポテトを食べながら、彼女は、必要ないです、と繰り返した。公職としての見解では、高齢者を守る条約は、以前からの障害者条約ですでにカバーされているため、ということだ。

私はあぜんとしてしまった。高齢者の権利を、障がいのある人たちの権利と一緒にすることを理解できなかった。彼女は、世界的にも国内的にも問題があるデータを否定することもなかった。障がいを持つ高齢者を守ることは必須であるが、高齢者全体の権利を守ることは同様に重要なのだ。

世代を超えた連携

効果的な年齢解放運動は、すべて高齢者自身、つまり最もエイジズムによって影響を受けている彼らが率先して行うべきであろう。障がい者の権利運動はそのスローガンである〝私たち抜きに私たちのことを決めないで〟が有名である。そのスローガンは、障がいのある人々の疎外感を覆す強い思いをとらえているだけでなく、自己決定の必要性を強調している。[※23]

同時に、年齢解放運動が世代を超えたものになれば理想的である。高齢者に対する差別に気付きにくい若い人たちは、それを差し迫った問題としてみないかもしれない。運動への参加への過程で若い人たちに、エイジズムの犠牲になるのは、両親や祖父母だけでなく、未来の自分自身であることを理解してもらうべきである。さらに言うと、若い人々は次第に社会正義の重要性に気付きつつある。多くの若者が気候変動に重点的に取り組んでいるサンライズ・ムーブメントのように、異なる年齢の人々が集まる運動に参加するようになってきている。

このような背景から、若者は理想的な協力者となる可能性がある。世代を超えたアプローチの長所は、若い人たちが取り組むべきエイジズムの分野を見つけるための役に立つ視点を提供できることである。レイチェラ・ファーストがその例である。彼女は、ジャック・カプファーマンが夏の間、グレーパンサーズを手伝ってもらうために採用したインターンの大学生である。シンガポールで育ち、後に高校に通うためアメリカに引っ越したレイチェラは多くの人が高齢者について否定的に話すことに失望した。彼女は、この点について、新たな故国となったアメリカでは、高齢者が教育課程から除かれていることによるのではないか、と思った。

レイチェラは、高齢者に対する公正に関わるのは、家で祖母とともに育ったこと（シンガポールでは、3世代が一緒に暮らすことがよくある）と、彼女の祖国での学校の教育課程によるもの、としている。その課程には、高齢者が有意義な形で組み入れられている。彼女の学校の授業では、高齢者から歴史を学び、異なる言語を練習する良い機会であるため、13歳から16歳にかけて定期的に近隣に暮らす高齢者を訪れた。シンガポールの多くの若者は第一言語として英語を話すが、学校ではマレー語、中国語、タミル語を学ぶ。これらは、シンガポールの高齢者の第一言語にあたる。加えて、学校側は、歴史的出来事に関する高齢者の視点を知るため、歴史について話題にするよう生徒たちに勧めた。グレーパンサーズでの夏を過ごし、彼女は、高齢者の需要と経験を統合する教育内容と方針を発展させたいと思っている。

世代を超えた年齢解放運動は、高齢者と同様に若い人にも有益なものになるだろう。21歳のコルゲート大学の学生でフットボール選手のクインは、グレーパンサーズでのインターンシップの前にはエイジズムについて聞いたことがなかった。しかし、インターンシップのリストに記されていた国連の集会に参加するという特典に惹かれて、そのチャンスを活かすことにした。そして、彼がインターンシップから得たものは、外交官たちと話すこと以上のものだった。それはまったく新たな気付きだった。

夏の終わりまでに、クインはあらゆるところでエイジズムに気付くようになった。電池メーカー〝エネジャイザー〟のエンジニアだった祖父が、会社は斬新な考えを必要としている、と言われた後に解雇された理由がエイジズムだったことを理解した。クインは、「この解雇が年齢差別だと理解することにグレーパンサーズが役に立ちました。すべての年齢の人々が斬新な考えを持っている可能性があるからです」と説明した。

彼はまた自分が持つエイジズムに気付くようになった。祖父母や両親からテクノロジーに関連することで彼に助けてほしいと頼まれた時に、クラスメイトたちもするように、彼らに自分で行う方法を教えるのではなく、彼らの代わりに問題を解決してしまっていた。彼らはテクノロジーに疎いと思い込んでいたためだ。そうではないことに気が付いたのは、ささいなことだったが、とても大きなことだった。今や彼はジャックの足跡をたどり、常勤の年齢解放活動家となることを希望している。

グレーパンサーズのインターンシッププログラムと、より一般的に行われる運動への参加を呼び掛けるジャックの目標は、世代を結びつけることだ。そして、〝固定観念が表す私たちでなく、より本当の私たちになる〟ということである。

文化的再定義：美しく年をとること

年齢解放運動に成功すれば、ターゲットとする機関にとってだけではなく、運動のメンバーが自分自身をどうみるか、にもプラスになる風潮を作り出す。それはメンバーの自尊心を高めることにつながり、このことが、次に文化の再定義につながる可能性がある。つまり、加齢の新たな枠組みを作ることにつながるのだ。

この再定義には、社会によって軽蔑的な意味合いを持たれている加齢のアイデンティティの側面を取り上げることと、そのアイデンティティを、誇り高く反抗的ともいえるような性質へと変えることが含まれるかもしれない。

文化的再定義は、高齢者にとっては特に重要である。彼らは、ネガティブな固定観念の多くの影響から心理的にメンバーを守る方法を見つけてきた。疎外された集団の終身会員というわけではない。高齢となる人たちは、自分を守る方法を自力で考えなければならないことが多い。文化的再定義では、グループの組織的なサポートによって加齢のプログラムを書き換える方法が提示される。

私たちは、公民権運動の〝黒（人）は美しい〟というスローガンや、かつての侮蔑語である〝クィア（Queer）〟を主張する同性愛者の人権運動に文化的再定義を見てきた。それに匹敵する再定義では、年齢解放運動がしわや、しわが社会の中で象徴しているもの、しわを持つ者に焦点を当てることができる。45歳の女優、リース・ウィザースプーンは、インタビューで、しわは単に自然なものであるだけでなく、苦労して手に入れたものだと説明している。「私はたくさんの経験をして、この世界で変わってほしいと思っていることを思慮深く話すことができます。私は白髪やほうれい線を勝ち取ったように感じています[※24]」

友人のステイシー・ゴードンは、「私は、もう若いソーシャルワーカーでも、若い教師でも、若い母親でも、若者でもありませんでした。私は中年でした。困難な時の始まりです。ご覧のように私の髪は白くなり、至るところに小じわができ、多くの女性のように無視されているように感じ始めました」と自覚した後、40代半ばにリンクル・プロジェクトという非営利組織を始めた。同じ頃、彼女は、自身のソーシャルワークの実践から、社会的エイジズムが家庭にまで忍び込むことも分かった。「私の仕事の多くは、アダルトチルドレンに関することでした。彼らは、『親は私にこうすべき、ああすべきだと言いますが、自分は年長者の意見に耳を貸すことはありません』と言うのです」とのことだ。

そして、ステイシーは、一緒に集まって高齢者になることの体験を共有するための、リンクル・サロンの考えを思いついた。サロンは、しわについて扱うわけではないのだが、ステイシーは、しわが持つ象徴的な力に因んでその名前を付けた。加齢の身体的なサインに植え付けられた恐怖に対する広告キャンペーンで、かなりの利益を生み出す数十億ドル規模のアンチエイジング産業から、しわを取り戻すことに役立つようにとの思いからだ。彼女は先日私に「しわを恐れると、私たちがうまく年をとることができなくなり、年をとるにつれて本来の自分自身として完全な状態でいられなくなります。しわができると、〝年をとったな〟と考えます。すると、あなたが研究で示したことが始まります。防ぐ方法を見つけないと、年をとることがエイジズムを内面化させる引き金となる可能性があります」と私に語った。

先日、ステイシーが私を、第一回リンクル・サロンの指導を手伝うよう誘ってくれてとても嬉しかった。

当初ステイシーは、高齢期への移行段階にあり、特に内省的で新たな考え方を受け入れやすいという理由で、中年の人たちのみを招待する予定だった。私は、高齢者にも入ってもらうことを提案した。私の研究では、加齢が自分と関係あることになると（つまり、加齢の真っただ中にいると）、新たな視点やつながりを生み出すことも可能であることがわかったからだ。世代を混ぜることが、世代間の考えの相互交流に拍車をかけるだろうという点で、私たちは意見が一致した。

こうして、私たちは、45歳から95歳までの11人の女性の、多様性に富むグループを組織し、90分のセッションを3回ほど行った。※25 1週間をはさんだ最初の2回のセッションの中で、いくつかのテーマが出された。最初のテーマは、加齢はしばしば〝部屋の中の象〟、つまり、いつも頭の中にある大きなテーマだが、決して議論されない問題、だという点であった。2つ目のテーマは、参加者の多くが経験している蔓延するエイジズムについてだった。彼女たちは、職場や診察室で非人間的に扱われ、〝恐竜〟か〝誰も欲しがらないぽんこつ車〟のような扱いを受けることについて話した。

私たちの間でまとまった3番目の案は、エイジズムに反撃し、加齢の多くの利点を評価する方法についてである。例えば、59歳のアリソンは、彼女が病院のチーム中で最高齢の看護師であるという理由で、しばしば同僚たちから軽んじられることがあるが、自分は年をとることを楽しんでいることもわかっていると話した。

「本当に気分がいいです。子どもたちを育て、仕事を楽しみ、関心を持ったことに貢献してきましたし、人生の次の段階のたくさんの目標を持っています。利用することができる多くの経験があると感じています。見たこと、したこと、経験したこと、です。これらを使ってこれから、今まさに経験している人たちを助けることができると思います」

64歳の詩人のロナは、自分が時々、加齢に関して、彼女いわく〝ヘイトトーク〟をしていることに気付くと言った。これには、しわを恥ずかしく感じることも含まれているという。

彼女は、この点に対処するために、新たなテクニックを試みることにした。賢明な高齢者だったらこの種の会話に対してなんと言うかを想像すること、である。「彼女はおそらく〝それは意味がないわ。年齢のことだけで何かを心配する必要はないの。若くないことでより（魅力が）なくなるわけではないから。しわは経験と美しさを表すことができる〟というようなことを言うでしょう」

ロナはまた、グループセッションで、楽しんで年齢を肯定することで、加齢にまつわることばを切り換えることを思いついたと言った。サロンに参加している仲間に「〝私、どう見える?〟（'How do I look?'）ということばの意味を、他人に自分がどう見えるかを心配することから、自然の美しさや世の中のより大きな問題に、外に向かって目的を持って目を向ける時として、年をとることを歓迎するという意味の〝私は、どう見る?〟（'How do I look?'）に、もし変えたらどうなるでしょう？」と質問した。

3回目と4回目のセッションでは、最初の2つのセッションによって加齢についての考え方が変わったかどうかをみなで議論する展開となった。サロン参加者の一人、68歳のセラピストのヴェロニカは、リンクル・サロンが自分の考え方を変えたと感じると言った。彼女は「エイジズムの問題の中を、人生のほんの一部として無自覚に生きてきました。ここは、話したり、振り返ったり、考えたりする場です。今では気付くことができるようになり、気付くことが多くなったと感じます。私は、どのように扱われているかを気付き始めたばかりですが、この点に気付いていることは、影響を和らげ、ある意味、自分を守ってくれます」と語る。内面に取り込んだエイジズムの影響を取り消すためには、「高齢者と交流して、彼らの活力、好奇心、潜在能力を感じることで、私たち自身を意図的に代わりとなるストーリーにさらさなければいけません。そのため、私は高齢の賢明な女性を探していて、幸運にもこのグループにいることがわかったんです！」と彼女は説明した。

リンクル・サロンの若いメンバーの何人かが、より若く見られようとしたり、人に年齢を言うことを避けたりするプレッシャーについて、グループの高齢の人たちに説明した後、校長を引退した95歳のジュリエットは、今ではわざわざ年齢を言わないようにした、と語った。特に、会話に役に立つと感じる発言をする時にはそのようにしている、と言う。

「これは、高齢者としてのアイデンティティを高め、〝私は愚かではありません、低く見ないでください〟と言うための方法です。私は目に見えない存在になりたくないです、それで、このような方法で見える存在にしています」と彼女は説明した。彼女はまた「今はかつてないほど自分の身体を受け入れています」と述べた。

しわを取り戻すことは、加齢を再定義することによって、エイジズムに立ち向かう方法の一つである。活動家で学者のアイブラム・ケンディは「反人種差別主義者であるためには、私たちの自然の美しさを消すのではなく、それを強調する美の文化を築き、そこで暮らすことです」と書いている。[※26]

同じことは反エイジズムにも言える。〝アンチエイジング〟クリームで加齢を中傷するのではなく、すべての年代の自然な美しさを強調する文化へと転換する必要があり、それは可能なのだ。

腰までの長さの白髪（〝月光色の滝のような髪〟とガーディアン紙の記者は呼んでいる[※27]）を持つ67歳のジョアニー・ジョンソンは、年齢解放の活動家であり、最近では歌手のリアーナが新たなブランド（フランスのファッションブランドであるルイ・ヴィトンと共同で）であるフェンティの顔として彼女を起用した。『エル』誌に登場するモデルで40歳以上の人はわずか3%であることを考えると[※28]、思い切った行動である。ジョンソンは何か新しいことをする準備ができたと確信した後、64歳でモデルを始めた。「私がしていることは、通常のモデルの仕事とは思っていないです。5フィート4インチ、黒人、67歳、私は一般的な定義では、典型的なモデルではありません」。人生を通して美しさは様々な形で存在していることを彼女に示してくれたのは、ジャマイカからの移民である90歳の母だと思っている。※29

ジョンソンは、加齢が与えてくれるものに何よりも価値を見出している。「年をとると、夫の死のような、乗り越えることが難しい課題を以前に克服したということがわかります。その経験は、私に次にどんなことが来ても立ち向かえるという自信を与えてくれます」

文化的再定義は好循環につながる可能性がある。個人個人が、高齢者としての価値をより強く認識するにつれて、年齢解放運動に参加しやすくなる。そして、その運動は高齢者としての価値観をさらに高めるに違いない。

年齢解放への転換点

年齢解放運動は理想像であるが、現実不可能な夢ではない。194か国が加盟しているWHOは最近、エイジズムと闘う最初のキャンペーンに着手した（私は、そのキャンペーンに科学的アドバイザーとして関わらせてもらうことを光栄に思っている)。[※30]アメリカでは、国立衛生研究所が高齢者を臨床研究に含む機会を増やす新たな方針を施行している。

加えて、アメリカ心理学会、アメリカ老年学会、ヘルプエイジ・インターナショナルがエイジズムの危険性について緊急の警告を発し始めた。ニューヨーク市のグレーパンサーズのメンバーはエイジズムに立ち向かうための創造的な方法を探し続けている。

これらのエイジズムに対する組織化された抵抗の散発的な例は、一つの動きの種となるかもしれない。南アフリカの司祭で89歳のデズモンド・ツツは、「あなたがいるところで、ほんの少し良いことをしてください。それらのほんの少しの良いことが一つになって世界を制するのです」と述べた。

社会的変化が始まるには、従来、過半数つまり少なくとも人口の51%を占める必要があると考えられている。しかし、ペンシルベニア大学のディモン・セントーラと彼のチームによる興味深い新たな研究では、社会的転換は、人口の25%が変化すべきと決めた時に起こる可能性があることが示されている。[※31]言い換えると、少数派の決意が固い場合には、実力以上の力を発揮することが可能なのである。このことは、職場における性差別主義の研究の知見にも合致する。ハーバード・ビジネス・スクールのロザベス・モス・カンターは、仮に少数でも熱心な女性グループが、職場規範を変えるよう働きかけた場合には、その企業文化全体を変えることに成功できることを示した。

今や、世界の24％が50歳以上であることを考えてみてほしい[※32]（たとえこの年齢グループのすべての人がエイジズムと闘う意義をまだ確信していないとしても、これが、年齢解放の啓蒙活動キャンペーンの目標となる）。エイジズムに対して結集することに成功するために個人に求められることは、おそらくセントーラが示したように、社会的変化を引き起こすのに必要な25％に達するために、あと1％の人が参加することがすべてであろう。

それが、転換点になると思われる。その現象に関する研究で、著者らは、たった一人が少数派の活動グループに加わることによって、その努力が、完全な失敗（すでに関わっている少数派以外で変わるグループはない）から完全な成功に変わる（全グループが新たな物の見方へと変わる）ことを発見した。さらに言うと、失敗のようにみえる運動が実際には、成功を目の前に控えている可能性がある。このことは、エイジズムに気付き、それに立ち向かおうと決意するすべての人が、一人ずつ、新たな現実に近づいていることを意味する。

これは、私が反エイジズム集会に初めて参加して帰宅する時に考えていたことだ。この動きのスタートは大きな可能性を秘めている。必要なものは、勢いと大衆の支援のうねりである。

集会の途中で、ステージの上の主催者の一人が、大勢の人の中に私が立っているのに気付いて、大きな声で叫んだ。彼女は、私の研究がきっかけでこのイベントを思いついた、と聴衆に向かって話した。全員が急に私のほうを振り返った。私は、手を振って、誇らしいけれども、戸惑った笑顔を向けた。その夜、私は呆然としてニューヘブンへと戻る電車に乗った。長いこと、少数による苦しい戦いのように感じていたことは、実は多くの人の情熱的な運動の始まりなのかもしれないという思いだった。

あとがき

エイジズムがない町

夢見ていたものが、実は自分の家のすぐ裏庭にある、というのはよくあることだ。ポジティブな年齢観が活発に息づいている文化を見つけるために、はるばる日本やジンバブエに行く必要がないことがわかった。

つい先頃、ある夏の日、私は家族とカナダとの国境、バーモント州の人里離れた丘陵地帯、ノースイーストキングダムの奥深く、グリーンズボロという小さな町に立ち寄った。

この町のことは、ナンシー・リージが迷路を作っている場所、ということで覚えているかもしれない。私は、グリーンマウンテンの息をのむような眺めとマスやカイツブリがたくさん生息している自然のままの湖を楽しみにしていた。また、最近、大好物のチーズの一つ（ハービソンというトウヒの皮で包まれた、美味しくて香りが強いチーズ）がグリーンズボロの農場で作られていることを知った。チーズ愛と、目的地である私の両親の家に行く途中にこの湖畔の村があるので、午後にそこを訪れることにした。

私が予想しなかったのは、そこが、エイジズムが存在しない場所だったことだ。

私たちは、どの高速道路からも遠く離れたこの町に正午に着いた。町には、信号がなく、カスピ湖に沿って走る主要道路もない。[※1] 私たちは、コーヒーとサンドイッチを買おうとしてウィリーの店という雑貨屋に立ち寄った。そこは、地元の総菜販売店、ガソリンスタンド、工具店、コーヒーショップ、町の広場の役割を果たしている（ワイン、メイプルシロップ、釘、ブーツがみな同じ棚に並んでいる）。

私たちが正面入り口でコーヒーをすすっている時、肥料が入った重い袋をトラックに運び上げ、今はレモネードを楽しんでいる女性と会話をすることになった。彼女は、小さな町バーモント流に人懐っこく、身構えることがなかった。話しているうちに、私も彼女のようにフレンドリーになっていることに気付いた。私が加齢の研究をしていることを話した時に、キャロル・フェアバンクというその女性は、ちょうどいい場所に来ましたね、と語った。

キャロルは、ダークブラウンの髪の40代後半のにこやかなグラフィック・アーティストだ。数年前に、マサチューセッツ州の大都市からグリーンズボロ郊外の小さな農場に引っ越してきた。なぜ引っ越してきたかを尋ねると、スキーに夢中だから、とのことだった。1年のうちの4か月の間、その地域はダウンヒルやクロスカントリーのスキーヤーにとっての天国となる。晴れ渡った冬の朝、彼女がスキーに出かけると、「丘の斜面にいるのは、ほとんど全員が白髪の方たちです。みんなゲレンデを駆け抜けることを楽しんでいます」という。

また、最初に訪れた時に、グリーンズボロは、ここで年をとりたいと思った場所だったことも彼女が引っ越しを決めた理由である。

グリーンズボロでできた友達の多くは高齢者で、彼らの多くが活動的で自立している。冬には雪靴を履いて歩き、春には薪を積み、夏と秋には園芸を行う。キャロルは、どのようにお互いに助け合っているかを説明してくれた。大きな家に一人で住んでいる人たちは、家を部屋やユニットに分け（高齢者を地域に参加させるため、住宅を改良することを地元の組織が手伝う）、他人に貸し出す。高齢者と若い人に等しく貸しているそうだ。もし彼らがそうしたいのであれば家で年をとることも、共同住宅に移り住むことも可能である。経済的に困窮している高齢者には、無料の食事や手が届く価格の住居の提供など、できることを町が行っている。

そして、年間を通して開催されている芸術教室や文化プログラムの多くが無料か補助を受けることができるため、誰もが参加できる。「冬は寒くなりますが、スキーとアイススケート、そして温かいココアとスープがあります。それに、みんなが一緒にいる、という感覚がありますす」とキャロルは華氏90度（約32・2度）の暑さの中で、おでこに冷たいレモネードを押し付けながら、冬が待ち遠しそうに語った。

ウィリーの店から通りをはさんだ向かい側で、3人の高齢の女性たちが、小屋の正面に巨大な横断幕をつるしていた。そのうちの二人がはしごの上にいた。日よけ帽をかぶった3人目の女性が、まっすぐになっているかどうか確かめるために、測量技師のスコープを使って見上げて、下から彼女たちに指示を出していた。彼女は「もっと高くして！　左をもっと高く！」と叫んでいた。横断幕には〝ベス、100歳おめでとう！〟と書かれていた。

キャロルは私に微笑み、町で一番エネルギッシュなクラブの一つについて話し始めた。それは、グリーンズボロ婦人ウォーキング協会（the Greensboro Ladies' Walking Society）で、100人近くのメンバーがいる。ほとんどが70歳以上で、1週間に3回は朝の時間帯に一緒に歩いて交流している。ちょうど100歳になったメンバーの一人が、歩いて通る時に見ると思う所に友人たちが横断幕をつるしていたのだ。

「男性は入れないのですか？」と夫が質問した。「入れますよ。でも、主に女性のための会です。うらやましくはないみたいです。彼らには彼らの組織があるから」とキャロルは言った。『退職したシニア男性の食事会（ROMEOs）』は、湖に隣接する宿泊施設に週に1回集まり、ランチをともにしている。正式に退職していなくても入ることができる。数十年前、グリーンズボロに家があったウイリアム・レンキストは、当時アメリカ合衆国最高裁判所の首席裁判官として働いていた。彼が参加を希望したとき、彼らは仲間に入れることにした。

キャロルは、『ルーラル・アーツ（Rural ARTS）』（アーツは芸術、レクリエーション、技術、持続可能性の頭文字である）と共同して、プログラムを運営し、教室やイベントで住民たちを引き合わせるようにしている。通常、4歳から104歳までのあらゆる年齢層の熱心な参加者が集まる。創造性を発揮することを促し、このような集まりがないと友人になるチャンスがないかもしれない町のメンバー間のつながりを生み出すことが目標である。私は、ルーラル・アーツが、地域の世代を超えた活動を育成するための模範的なプログラムになりつつあることを後から知った。

例えば、冬には、『スープ＋持続可能性の夜』がある。そこでは、ボウル1杯のスープを飲みながら、環境問題についての映画を観て話し合うために集まる。たいていは、住民の中の専門家（年長者が多いが、時には10代の若者ということもある）が指導者の役割をする。

ルーラル・アーツでのキャロルの仕事の一つは、『スパーク』という作業空間の管理である。「それは、教会の地下室で運営されています。でも、ビンゴやマカロニクラフトではありません。すごくハイテクで、3Dプリンター、大判プリンター、スキャナー、レーザーカッターがあります」と彼女は私に語った。その空間は、すべての年代の人々の創造性を刺激するようにデザインされている。

「そこに一歩入ってもらうと、固定観念が覆ると思います。ウェブ・デザインの仕事を始めたり、地元のパレードのための巨大な横断幕をプリントしたり、ただコンピュータで時間をつぶしたり、絵を描いていたりする高齢者たちがいます」

その時、誕生日の横断幕をつるす際に指図をしていた高齢の女性が、ソフトクリームを食べながら近づいてきた。私たちがアーツについて話しているのを耳にし、情報を共有したかったようだ。「私は、『歴史の会』のための資料をプリントするのにいつも使っているわ。そのプリンターはとても速いの。えっーと、1分につき、20、30ページね」。彼女は、グリーンズボロの歴史の会の会長のナンシー・ヒルです、と自己紹介をしてくれた。つい先日86歳になり、グリーンズボロで余生を楽しむことにした、とナンシーは説明した。彼女は、フランスやタイで数年間働いた後にこの町に戻って再び住むことにした4代目の住民である。

ナンシーはまた、私が加齢についての本を書いていることを知り、グリーンズボロは完璧な場所だと言った。グリーンズボロはアメリカ、さらに言うと世界と異なっている、と彼女は説明した。その人口はかなり高齢化している。成人の住民の40%以上が50歳以上で、グリーンズボロの年齢中央値は52歳で、世界の年齢中央値の30歳に比べて、かなり高齢である。そして、その高齢者層は、若い世代同様に相互の結びつきが非常に強い。例えば、多くの世代を超えた読書会や共著もある。彼女は、「この町には、読者や作家がいっぱいいるのよ」と付け加えた。ナンシーは図書館委員会で働いていた時、グリーンズボロの作家が出版した本にスポットライトを当てるための棚を設置することを手伝った。「私たちは、おそらく10人か20人の著者の分でよいと考えていました。ところが、150人以上の著者がいることがわかったんです！」と言って、彼女は、有名な著者を何人か挙げ始めた。その中にはピュリッツァー賞受賞作家のウォーレス・ステグナー、アジア系アメリカ人作家のギッシュ・ジェン、人類学者のマーガレット・ミード（太平洋地域におけるプロエイジ文化を研究した）がいた。

「でも、グリーンズボロ婦人ウォーキング協会が一番有名ね」とキャロルがウィンクして付け加えると、ナンシーは声を上げて笑った。

何年か前、グリーンズボロに戻った後、ナンシーは、何人かの友人と、町の一方の側で朝の散歩を始めた。一方、別の何人かの友人たちは、町のもう一方の側で散歩を始めた。ある日、この2つのグループは、お互いに偶然に出会い、一つのグループになることを決め、婦人ウォーキング協会はその後ずっとメンバーが増えていった。

「散歩するだけでなく、社会的交流も大切にしているの」とナンシーは説明した。そのグループは、ノースイーストキングダム中を歩き、一緒に旅行もしている。行き先は、ナンタケット島からオランダまでと幅広い。「活動的だということが重要だけど、それ以上のものがあるわ。それは……」ナンシーはぴったりなことばを思い出そうとして、一瞬話を止めた。「〝関わっている〟ということね。そう、ここの人々のことを言い表すのにそれがぴったりくることばだわ」

昼食の後、私は家族と、新鮮な牧草の夏の香り、植物が生い茂った野原、板張りの農家の家がいっぱいの静かな田舎道を楽しみながら、町を歩いた。その静けさは、小さい体と大きい体の道化師のペアが、突然に大きな赤い納屋から出てきたことで遮られた。その後、曲芸師が屋根からジャンプした。私は二度見してしまった。

最後に私たちは、小さな道化師の子とおしゃべりをすることになった。10代のマイクという男の子だった。彼は、ここはアメリカで唯一の旅回りの少年サーカス団であるサーカス・スマーカスの本拠地だと語った。10代の若者がトレーニングをし、その後パフォーマンスを行うために世界中からグリーンズボロにやってくる。私たちは立ちつくし、曲芸師たちを驚きに似た感情をもって見ていた。バーモント州のこの辺鄙な地方で、完全に重量に抗して空中で跳ねたり跳んだりしている人々を見るのは、驚きの光景だった。曲芸師の一人で指導者でもある人は白髪だった。別の人がロシア語で叫んだ。マイクは、スマーカスで夏を過ごすのは今回が2回目で、夏ごとに、そのテーマがあると説明してくれた。

この夏のテーマは、『飛行の創造』とのことだ。

彼は私に高齢のサーカスのスタッフに加えて、高齢の人たちは、毎晩のようにショーに来てくれたり、多額の寄付をしてくれたりして、サーカスをとても熱心に支援してくれており、そのおかげでこのサーカスでは、お金がなくて他のサーカス団に入れない子どもたちに奨学金を出すことができている、と語った。

私たちが引き続き歩いていると、ガレージや小屋のドアにピンで留められた夏の室内楽コンサートの垂れ幕やチラシに気付いた。1週間のうちに弦楽四重奏団がニューヨークからやってきて、月末には高齢のチェリストがロサンゼルスから飛行機で来るというものだった。

庭でニワトリにエサをやっていた男性が、彼の小屋に留められていたチラシを私たちが見ているのを目にして手を振った。彼はこちらに歩いてきて、私たちが〝夏の人たち〟かどうか尋ねた。

私は「私たちは〝午後の人たち〟です。ちょっと立ち寄っただけなんです」と答えた。加えて、私たちはたまたま町に来たのだが、私の本のテーマからすると、この町が高齢の人々にとって天国のようであるため、興味をそそられた、と話した。ハロルドは笑いながらうなずいて、今からお話しすることが、当てはまる例となると嬉しいです、と言った。しかし、彼はまず、娘たちに彼のめんどりにエサをやりたいかどうか尋ねた。

娘たちが小屋の周りでエサの穀物をやっている間、私は、81歳のハロルド・グレイとホームメイドのレモネード（グリーンズボロではみんなその飲み物をいつも飲んでいたいようだ）を飲みながらおしゃべりをした。

彼は、カメルーンで数年間、平和部隊で過ごし、ワシントンD.C.に本部があるアメリカ合衆国国際開発庁でその後のキャリアを積んだ。数年前に退職してグリーンズボロに引っ越し、ここで地元新聞の記事を書き、写真を撮影するという新たな天職を見つけた。この場所で彼が気に入っている点は、信じられないほど素晴らしい地域のつながりと、高齢者が有意義な活動に関わる多くの機会があるということだ。

ハロルドは、伝説的な『ROMEOs』をモデルとした2つの社交グループに入っていることがわかった。1つ目のグループでは、現職の地元の公務員や政界の若手候補とともに、毎週朝食をとりながら政治について話し合っている（これらの、現職者や政治家を志している人たちは、グリーンズボロ婦人ウォーキング協会にも参加している）。

ハロルドのもう一つのグループは毎週ランチに集まり、人生における大きなテーマを思索する。最近の話題は、星間旅行（グループには引退した宇宙飛行士や宇宙科学者がいる）の未来について、とか、〝皮肉は遺伝するか〟といったものである。

ハロルドは、ランチグループの写真を私に見せてくれた。たくさんの笑顔の男性たちがテーブルを囲んで座っている。彼は、一人ひとりそれが誰かを確かめ始めた。「彼は、土木技術者です。この人は、元大臣です。彼は、科学の先生を退職しました。彼は、アメリカの独立革命について本を書いている教授です」。彼らのうちの一人、ティムは、町で唯一の自動車修理工場を経営していて、いつもグリーンズボロのタウンミーティングで議長に選ばれている、と言った。

「彼は、全世代の声を思慮深く取り入れることができます。彼には、尊敬に値する、村民を受け入れる姿勢があります。」

ハロルドの2つのグループは、グループについて彼が説明する時に何度も使ったことばである〝交友〟を促すように組織されたものであることに私は感動を覚えた。アメリカでは、高齢の男性は、若い男性や高齢の女性よりも、社会的孤立と孤独にさいなまれやすいとされる。※2 それとは対照的に、ハロルドは仲間の間の結びつきが続き、それが一層大きくなるような地域社会を示してくれた。

ウォーレス・ステグナーの『クロッシング・トゥ・セイフティ（Crossing to Safety）』を読んだことがあるかどうか聞かれたが、夫も私も読んだことがなかった。ハロルドは、ステグナーが、毎年夏にグリーンズボロに逃避してくることについての本だと語った。そのタイトルは、〝よりよい場所、より静かで、より感情的に落ち着く場所に渡る〟というロバート・フロストの詩に基づいているという。

彼はその後、グリーンズボロについての自身の見解を語ってくれた。700人のその村の人口が、夏には2000人に膨れ上がる点についてである。「人々は、ここで夏を過ごすと、時にここで引退後を過ごそうと計画します。そのため、住人の家族は、しばしば国内の別の場所で暮らしている状況になります。その点で、グリーンズボロは、他の多くの場所と異なっています。それで、人々は交友関係を通常よりも頼りにし、グリーンズボロの友人や隣人の間に第二の家族のような関係が作られることになります」

このことで、なぜハロルドが政治やジャーナリズムについて積極的で、無料の食事を必要としている高齢者に配っているか、公共図書館の評議員会で活動的なのか、を説明することができるかもしれない。彼の妻は、地元の子どもたちに個人指導を行い、自然保護団体で支援を行う、グリーンズボロ婦人ウォーキング協会の誇り高き会員である。私は、ウィリーの店で会った高齢女性のナンシー・ヒルが、グリーンズボロの高齢者は、〝関わっている〟と、言ったことを思い出した。

ハロルドは私たちに、カスピ湖でひと泳ぎしないで町を去るのはもったいないですよ、と言った。それで私たちは出発する前に泳ぎに行った。暖かい7月の太陽のもと、浜辺で体を乾かしている時、私は、キャサリン・ロビンスキーという地元の若い女性と話し始めた。彼女もまた、午後を2歳の双子の男の子たちと泳いで過ごしていた。

キャサリンは、ルーラル・アーツ（キャロル・フェアバンクが働いているところ）を運営していることがわかった。彼女はこの辺りで育ったが、大学時代と、卒業して数年間をワシントンD.C.で過ごし、その後家族とともにここに戻ってきた。特にワシントンD.C.に夢中だったようではなく「誰もが他の人からかなり孤立していました。エアコンが効いたアパートの部屋でテレビを観て一人で夏を過ごしていました。グリーンズボロでは、みな外で一緒に夏を過ごします」と語る。彼女の70代の両親は、蓄えが少ない高齢者に貸し出すための手頃な価格の町の共同住宅を管理していること、地球に優しい包装材料を作る地元企業を所有し経営していることを話してくれた。それに加えて、彼らは、牛、やぎ、ニワトリがいる80エーカー（約0・3平方キロ）の農場を経営しているとのことだ。そして、彼女の母親はいつも孫の世話をしてくれて、周りの皆が助かっているという。「私も含めて、です。それで、私は自由時間をとることができています！」と笑いながら言った。これは、この地域ではごく普通なことで、高齢者は、動物や野菜を育てることに忙しくしていて、地域社会に参加することや子どもや若い人と交流することに時間を費やしている、とのことだった。

この場所には明らかに特別な何かがある。それが、人々がここに引っ越してくる理由である。そして、多くの移住者に共通しているのは、どのように生きたいか、どのように年をとりたいか、についての目的を持っているということだ。

キャサリンは「ジュディがいい例です」と、浜辺の向こう側でちょうどタオルを広げて、新聞と炭酸水を持って座ろうとしている高齢の女性を指さして言った。ジュディは、80代の現役の不動産業者だった。彼女は野菜を植え、毎年、地域の展覧会で絵を展示していた。

　彼女はまた、地域の中心人物で、キャサリンが名前を挙げることができるものよりももっと多くの委員会や組織に関わっている、と私に教えてくれた。彼女がそのいくつかを挙げ始めると、ジュディは、自分のことを話していると感じたようで、私たちのほうを見て手を振った。キャサリンが手を振り返した。

　私たちは、ジュディのところまで歩いて行った。キャサリンは、私がグリーンズボロに興味を持っているということをジュディに話した。「ええと、グリーンズボロというところは……」と彼女は、まさに不動産業者のように言った。私は、どのように高齢者が町の自治や地域生活に関わっているか、を聞くことはとてもワクワクすると彼女に話した。その朝、ニューヨーク州とポーランドで年齢を理由として高齢の裁判官が法廷から締め出されたというおぞましい話を読んだのだが、それはグリーンズボロの精神とは正反対のものである。

　ジュディにグリーンズボロの高齢の住人にとって、それがどんなものかを聞いた時、彼女は、町中に活発に息づくポジティブな年齢観を支える基盤やプログラムに言及した。「それはニワトリが先か、卵が先か、の問題ですね」とキャサリンが指摘した。「ポジティブな年齢観と、年齢にポジティブな文化のどちらが先にくるのか、は答えるのが難しいですね」

　大きな青いビーチタオルの上に座ったジュディは、太陽から目をかばいながら、私に少し微笑んでくれた。「いずれにしても、私はここが好き。あなたも気に入ると思うわ」と彼女は言った。そして、もし興味があったら、素敵な家がいくつか売りに出されている、と付け加えた。

告白すると、私はちょっとそのことを考えていた。

キャサリンが、ニワトリか卵かの例えを、ポジティブな年齢観か年齢から解放された文化のいずれが、原因で結果か、という問題に使ったことは適切である。それらは、連携して生じ、相互に支え合っていると思われる。

そこで私が見たものは、高齢者と高齢者を取り巻く社会が生産的な方法で調和するとどうなるのかをはっきりと示すものだった。ウォーレス・ステグナーは、81歳の時に、グリーンズボロの歴史についての本の前書きで、この調和について次のように記述した。

「私は、家系も、どこかに属しているという感覚も持たずに成長した。人付き合いがなく、私は祖父母のうちの3人の名前を知らなかったし、今も知らない……。一方、グリーンズボロには私に欠けていて、欲していたものがあった。変わらないもの、平穏、伝統や慣習を受け入れること、隣人間の社会秩序である」[※3]

グリーンズボロは、そこに住むという幸運には恵まれなかった高齢者にとっては、目標として役に立つ可能性がある。その目標は、自分が年齢から解放されることから始まるだろう。そのことは、取り巻く年齢差別社会からの解放に貢献し、次に、その社会にいる他の人たちの年齢からの解放を促す。

また、グリーンズボロは、この本を書く過程で、私にとって啓示となった別の真実を示してくれた。科学者として、私はいつも的確なグラフや説得力のある統計テストを通して世界を理解することが最善であると思ってきた。しかし、そこを訪問する前の数か月間に、多くの刺激的な高齢者に出会い、インタビューを行ったことによって、グリーンズボロで次のようなことがはっきりとわかった。

科学は、世界がどのように動いているかを知る点で有用だが、物語は私たちが世界をどのように理解するか、を見出すために役に立つということだ。人類学者のメアリー・キャサリン・ベイトソンは「人は、暗喩で考え、物語を通して学ぶ」と書いている。

この本を書く間に学んだ物語には、ポジティブな年齢観で築かれている社会で暮らす利点を示す田中カ子さんや他の百寿者の物語と同様に、グリーンズボロの住民たちの物語も含まれる。同じように、この本に出てくる人々は、多くの社会に浸透しているエイジズムをどのように突破することができるかを示している。

99歳の書店の経営者であるアイリーン・トレンホームを例にとると、彼女は、ポジティブな年齢観を祖母から受け継ぎ、エイジズムに出会った場合には、どこでもそれに抗議する方法を見つけた。または、アメリカ中西部の医師のジョナスの例である。彼は、医学界の向上に打ち込んでいる高齢の医師の指導者たちと過ごし、晩年には、ネガティブな年齢固定観念を払拭することができた。

バーバラは、私たちの介入で、ポジティブな年齢観が強化され、結果として、バランス能力や身体機能が大きく改善した。

ポジティブな年齢観を獲得した時期が人生の早期か晩年かにかかわらず、これらの多くの人たちは、この年齢観の土台の上に幸せで、健康で、達成感を伴う高齢期の生活を築いた。

俳優のジョン・ベイシンガー、キノコハンターのパトリック・ハミルトンを思い出してほしい。二人とも、ポジティブ年齢観が、記憶力を高めるのに役立っていた。そして、トライアスロン選手のシスター・マドンナ・ビューダー、水泳選手のモーリン・コーンフィールド。彼女たちの素晴らしい競技成績は、彼女たちの加齢に対する姿勢からエネルギーを得たものだ。またたは、メル・ブルックス、リズ・ラーマンである。ポジティブな年齢観によって人生後半に創造性が一気にあふれ出した。

ポジティブな年齢観が形づくり、そこから恩恵を得る人生を送ることは誰にでも可能だということが、予想しなかった形で明らかになった。年齢固定観念を評価するための『加齢のイメージについての質問(the Image of Aging questionnaire)』を作っている時、年をとることを想像した時に最初に思い浮かぶ5つのことばを研究参加者に尋ねた。それらは、ほとんどすべてがネガティブなものだった。しかし、加齢のポジティブなイメージを想像した時に思い浮かぶ最初の5つのことばを尋ねた時には、誰もがポジティブなことばを思い浮かべることができた。

この発見は予想していなかったことだった。私は、以前に、高齢者が、ネガティブな年齢固定観念を広める無数の社会の仕組みにさらされ、ネガティブな年齢固定観念に基づく差別を受けた経験を通して、それを自分の中に取り込んでいるという十分な証拠を見出していたからだ。にもかかわらず、ポジティブな年齢観を意識した時に最初に思い浮かんだ5つのことばは、高齢者の中にもともと存在していて、いつでも表に出てくる可能性を持ったものだったのだ。これが、本書の第9章と付録1に示されているABCメソッドの目的である。

ポジティブな年齢観が活性化する過程は、ノーベル文学賞を受賞したカリブの詩人、デレック・ウォルコットの私の大好きな詩の一つに、類似点が見出せる。『ラブ・アフター・ラブ（Love After Love）』というこの詩は、加齢や、年齢観についてはっきりと触れているわけではないが、本書で考察した中心的な考えのいくつかに命を吹き込んでいるように思える。

その時はやってくるでしょう

その時、高揚感とともに、
あなたはたどり着いたあなた自身を迎えるでしょう
あなたのドアのところで、あなたの鏡の中で、
そしてお互いに歓迎してほほえみ合うでしょう、

そして言うでしょう、ここに座って、召し上がってください、と。
あなたは、あなた自身だったその見知らぬ人を再び愛するでしょう。
ワインをあげてください。パンをあげてください。
あなたのこころを返してあげてください
その人に、あなたを愛するその見知らぬ人に

一生涯、あなたが無視した人に
ほかの誰かのために、こころであなたのことを知っている人に。
本棚から愛の手紙を取り除いてください、
写真や、絶望的な覚え書きも、
鏡からあなたの姿をはがしてください。

座って。あなたの人生の饗宴を楽しんでください。

ウォルコットは、2つの段階で起こりうる変化を記述している。最初は個人的な段階で、彼は、暗喩的に見知らぬ人と書いている。それは、ネガティブな年齢固定観念に覆い隠されてきたポジティブな年齢固定観念を持つ高齢者自身を表すと思われる。この眠っていたポジティブな年齢固定観念が意識に上った時点で、見知らぬ人だった人が迎え入れられる。

社会的な段階では、ウォルコットの詩を、連帯を呼びかけるものとしてみることができる。年齢に基づく障壁や偏見を取り除く時が、〝あなたのこころをその人に、一生涯あなたを愛するその見知らぬ人に返す〟時である。高齢者が社会によって見知らぬ人として扱われなくなり、代わりに自分自身や、地域社会によって価値が認められた時に、年をとることは、帰郷、再発見、人生の饗宴となる。

付　録

付録 1

ポジティブな年齢観を増強するABCメソッド

以下のエクササイズの多くは、すぐに習得し、実行することができる。

年齢観は、無意識と意識の両方のレベルで作用する多面的なものであるため、これらのエクササイズを組み合わせて、各段階から少なくとも一つをトライするとよい。

第9章で述べたように、3つの段階は、「**気付き**を増やす」、「**責める**べきところを**責める**」、「ネガティブな年齢観に**異議を唱える**」である。ポジティブな年齢観を強化し、それを心地よく感じるために、選んだエクササイズを繰り返し行うことを勧める。アリストテレスが24世紀前に発見した「私たちは私たちが繰り返し行っていることでできている」は今日でも不変の真理だ。[※1] この戦略を一貫して実践すれば、プラスの積み重ねとなり、小さな変化が連鎖的に改善をもたらす雪だるま効果につながる。

以下のABCエクササイズ試してみてほしい。

気付きのエクササイズ

気付きのエクササイズ1 老いのイメージを5つ挙げる

高齢者をイメージした時に、最初に頭に浮かんだことばやフレーズを5つ書き留める。第1章ですでにこのエクササイズを行った人も、もう一度行ってみてこの本を読み始めてから年齢観が変わったかどうかみてほしい。繰り返しになるが、正しい答えや間違った答えはない。答えのうちネガティブ、ポジティブなことばはそれぞれいくつだろうか？

5つのイメージエクササイズでネガティブなことばがた

ABCエクササイズ：健康増進のための年齢観ツール		
A	気付くこと	社会の中のどこに老いに対するネガティブなイメージとポジティブなイメージがあるか明らかにすること。
B	責めること	健康や記憶における問題は、少なくともその一部分は、私たちが社会から身につけたネガティブな年齢観の結果であることを理解すること。
C	異議を唱えること	エイジズムの害がなくなるように、それに反対する行動をとること。

くさんあったとしても、その視点が変えられないわけではない。私たちの多くは環境から無意識にネガティブな年齢観を吸収しているが、この年齢観を逆転させることができる。それらに気付くことが最初のステップである。

気付きのエクササイズ2　ポジティブなロールモデルのポートフォリオ

あなたにとって、高齢者のロールモデルは誰だろう? 尊敬する高齢者を4人挙げてほしい。自分の人生と、歴史、本(本書も含む)、テレビ番組、最近の出来事など世間一般の中から、それぞれ二人ずつ選ぶ。こうすることで、多様なロールモデルが集まり、様々な称賛すべき資質と加齢とを結びつけることができる。それぞれのモデルについて、あなたが敬い、年をとるにつれて自分の中で強めていきたい資質を1つ以上挙げてほしい。

気付きのエクササイズ3　メディアの年齢観に気付く

目に見えないことを可視化するためには、1週間で出会ったネガティブとポジティブの両方のイメージをメモ帳かスマートフォンに記録しておくとよい。テレビや動画配信の番組を視聴した時、高齢の登場人物がいるかどうか、どのような役割を演じているか、その中で加齢がネガティブに描かれているのかポジティブに描かれているのか、をメモする。インターネットを見て過ごしたり、新聞を読んだりしている時、高齢者がどのように取り挙げられているのかを書き留め、取り挙げられていない時にはそのように記録する。週の終わりに、加齢についてのネガティブとポジティブなイメージの数、高齢者が除外されていた数を集計する。私が行った研究では、このように積極的に注目することで、あからさまなエイジズムについてだけでなく、排除や疎外化のような気付きにくい形のものも見逃さずに気付けるようになることが明らかになった。[※2]

気付きのエクササイズ4　世代間意識

親友を5人思い浮かべてほしい。私と同じように、おそらく、この5人の誕生日は、あなたの誕生日と2、3年違いかと思う。もちろん、同年代の仲間と一緒に楽しむことは何も悪いことではない。が、あまりに楽に同世代以外とまったく交流せず、同世代だけで話すことは、ネガティブな年齢観を助長する要因の一つである。そのため、世代間の交流を増やすにはどうしたらよいかを考えてほしい。先週、世代を超えた有意義な交流がどのくらいあったか振り返ることだ。交流の機会を多く持つことが難しかったら、次の1か月の間に自分と異なる世代とできそうな活動を2つ考える。

責めるところを変えるエクササイズ

責めるところを変えるエクササイズ1　本当の原因を見つける

年齢についての固定観念が、不愉快な出来事や困難の原因をどのように考えるかに影響を及ぼすことがないか注意して自分を観察する。自分や知り合いの年配の人が鍵をなくしたり、日付や名前を忘れたりした時に、〝シニア・モーメント（P56参照）〟ということばで片付けようとしていることに気付いたら、年をとることを客観的な評価してではなく、ネガティブな年齢観から発したことばだということを思い出してほしい。

あなた、またはその人は、その情報が記憶されたり、その記憶が引き出されたりする時、急いでいたり、ストレスを感じていたり、悲しいことがあったり、何かに気をとられていた可能性はないだろうか？　これらの感情の状態はいずれも一時的な物忘れを助長することがある。

腰痛や聞こえないことを年のせいにしている場合には、その状況に注目すべきだ。何か重すぎるものを持ち上げたり、周りがうるさすぎたり、ということはなかったかどうか？　あなた、またはあなた以外の人に起こり、その原因を年のせいにした、心理的あるいは身体的な出来事について、実際に起こったことや想像したことを2つ思い浮かべてほしい。そして、その出来事を説明する加齢とは関係がない原因を考えてみてほしい。

責めるところを変えるエクササイズ2　誰の得になるのか？

ネガティブな年齢固定観念を4つ書いてほしい。そして、その固定観念から利益を得たり恩恵を受けたりする企業や機関の名前を挙げる。例えば、もし「物忘れ」と書いたとしたら、Lumosityの名前を挙げるかもしれない。Lumosityを開発したLumos Labs社は、記憶低下はすべて避けられないものだ、というネガティブな年齢観に結びついた不安を利用して脳トレゲームを販売している。その会社は、虚偽の内容で高齢消費者の心理的不安を巧みに利用したとして連邦取引委員会に訴えられた。[※3]

責めるところを変えるエクササイズ3　もし女性のことだったら性差別？

高齢者に対する言動が年齢差別かどうかわからない場合は、対象を女性のような過小評価されている別の集団に変えてみるとよい。例えば、雇用主が高齢の労働者を解雇する必要があるという場合、同じことが女性の解雇についてのコメントだったらどのように聞こえるか考えてみる。性差別に聞こえたら、高齢者が対象の場合には、年齢差別として分類する方向で考える。

異議を唱えるエクササイズ

異議を唱えるエクササイズ1　ネガティブな年齢感を取り除く

正確な情報を示すことでネガティブな年齢観に異議を唱えることができる。本書では、一般的なネガティブな年齢固定観念を否定する科学的知見を多く挙げている（これについては、

「付録2：ネガティブな年齢固定観念の偽りを暴く攻撃手段」にまとめている）。加齢に関する神話を3つ書いてほしい。それが本当だと思っている相手にどんなことを言うか練習するとよい。「高齢者は地球のことを大切にしない」を例にとると、65歳以上の人は、他のどの年齢層よりもリサイクルを行っている（リサイクル率は年齢が上がるにつれて高くなる）ことがわかっている。[※4] 私もそうだが、誰かが年齢差別的なことを言った時に、すかさず気の利いた一言で応酬できるわけでないかもしれない。そのため、いくつかのセリフをいつでも使えるようにしておくか、年齢差別的発言や行動に異議を唱えるために、後からコメントを返したりすることが有効だ。

異議を唱えるエクササイズ2 政治に関わる方法を見つける

あなたは政治家に立候補することもできる。あるいは、高齢有権者の福祉向上に貢献する政治政策を表明している候補者を見極め、その人の選挙キャンペーンを支援することもできる。高齢の有権者に関連する法案について、その置かれている立場に賛成か不賛成かを、選んだ議員に伝えることができる。

異議を唱えるエクササイズ3

メディアの年齢差別と対決する

ネガティブな年齢固定観念を反映している記事を読んだ場合は、編集者に手紙を送るか、ソーシャルメディアに投稿する。最近の例では、E-Trade（オンライン株式取引プラットフォーム）が、米国で最もよく観られているスポーツイベントである2018年のスーパーボールで公表した広告がある。高齢者が働く様子を揶揄する広告だ。高齢の郵便配達員が荷物の山を落としたり、高齢の消防士がホースを火元でなく歩道に向けようとして立ち上がったりする様子が描かれている。高齢の歯科医やスポーツ審判員は、それに劣らず失敗ばかりし、無能とされている。労働者が高齢であることがそれほど強調されていない場合では、バックグラウンドミュージックとして流れている曲は、ハリー・ベラフォンテのバラード『Day-O（訳者注：日本では「バナナボート」として知られる）』に合わせて歌われる替え歌の歌詞が、「私は85歳、家に帰りたい」だったりする。

広告代理店は、将来の客として見込める若者を不安にさせて早期退職に備えた出費をさせようとしてE-Tradeに株取引のための手数料を渡し、その広告を作ったのは明らかだ。[※5] これらのネガティブなイメージは、E-Tradeに翌年以降大きな利益をもたらすことに役立ったが、同時に怒りと反感を引き起こした。なお、そこには、上流における因果関係が端的に表れている。つまり、エイジズムは、事実に基づいてではなく、毎度おなじみのあくなき利益追求によって突き動かされている。

私は、娘の一人によって、初めてこの広告のことを知った。彼女は、自分のフェイスブックフィードでこの広告を知り、広告の中で高齢者がどう描かれているかについて嫌悪感を表明する友人や知らない人から次々と送られてきた投稿を見せてくれた。

次に現れる年齢差別の例に注意を払い、問題意識を持ったら、それを表明する方法を見つけてほしい。その製品を宣伝している企業に、抗議のメッセージを送ったり、もしこのまま続けるのであれば、私たちは皆、高齢者にもっと優しい企業とビジネスを行うようになるということを知らせるために、嘆願書を集めたりする方法がある。

付録 2

ネガティブな年齢固定観念の偽りを暴くのに有利な情報

以下に、様々な社会資源によって広まった、偽りで害のある年齢固定観念の例を示す。これらの固定観念の後に、注目に値する根拠の抜粋をつけている。（注にある参考文献とともに）反論するのに役に立つと思われる。

1 偽りの年齢固定観念

「年老いた犬に新しい芸を教えることはできない」という諺は高齢者の学習能力低下に当てはまる。

事実：高齢者には多くのポジティブな認知面の変化があり、生涯にわたって学び続けるための技術を持っている。高齢者にも、若い人が記憶力を高めるために使う記憶戦略が役に立つ。実際に、私たちの脳の神経細胞は、生涯にわたり課題に応じて新たに発達する。[※1、2、3、4]

2

偽りの年齢固定観念

高齢者はみな認知症になる。

事実：認知症は、通常の老化現象ではない。高齢者の多くが認知症になるわけではない。65歳から75歳までのアメリカ人で認知症の人はわずか3・6％だ。そして、年々認知症率は下がっている。[※5、6、7]

3

偽りの年齢固定観念

高齢者の健康はもっぱら生物学的に決定される。

事実：私たちのグループは、年齢観という形で、文化が高齢者の健康に強力な影響を与える可能性があることを発見した。例えば、ポジティブな年齢観は、心血管系のストレスを減らし、記憶を改善するというように、様々な形で健康に有益である。反対に、ネガティブな年齢観は、健康面に有害な影響を与える。[※8、9、10、11] 私たちはまた、ポジティブな年齢観が、晩年の認知機能にプラスとなる遺伝子であるAPOEε2の効果を一層高めることも発見した。[※12]

4

偽りの年齢固定観念

高齢者は虚弱なため、運動を避けるべきだ。

事実：高齢者の多くは、けがをせずに運動することができる。WHOは、運動が心血管系や精神的健康にプラスに働き、骨や筋肉が強くなることから、高齢者が定期的に運動することを勧めている。[※13]

5

偽りの年齢固定観念

高齢者の多くが、治療ができない精神疾患を発症する。

事実：高齢者の多くは精神疾患を発症することがない。晩年は幸福感が増し、憂鬱や不安、薬物乱用は減少することが研究によって示されている。[※14] また、高齢者は通常、心理療法などのメンタルヘルスの治療効果が得られやすい。[※15、16]

6

偽りの年齢
固定観念

高齢の労働者は職場で役に立たない。

事実：高齢の労働者は、病欠が少なく、経験を活かし、労働に対する高い倫理観を持つ。そして、革新的なことがよくある。[※17、18、19] 高齢者が所属しているチームでは、そうでないチームよりも効率が良いことがわかっている。[※20]

7

偽りの年齢
固定観念

高齢者は自己中心的で、社会に貢献しない。

事実：高齢者は、社会にとって有意義な貢献ができる立場で働いたり、ボランティアとして働いたりしている。リサイクルや慈善的な寄付をする可能性が最も高い年齢層である。高齢期には、利他的な動機が強くなり、自己満足的な価値観の影響は薄れる。高齢者は、未来の世代に向けてよりよい世界を創ることを望む、といった継承的な思考をする。また、多くの家庭では、資産は成長した子どもから高齢者へ、よりも、高齢者から成長した子どもたちへ渡され

る、という下の世代への収入の流れがある。[※21、22、23、24、25、26]

8

偽りの年齢固定観念

認知機能は高齢期で必ず低下する。

事実：ある種の認知機能は、晩年に改善する。その中には、自分が考えていることを認知するメタ認知、複数の視点を考慮に入れること、個人間やグループ間の衝突を解決すること、意味記憶などがある。自転車に乗る、といった日常の繰り返し動作などの記憶である手続き記憶のように、変わらないタイプの認知機能もある。[※27、28、29、30]

さらには、ポジティブな年齢観を強化することによって、晩年に低下すると考えられているタイプの記憶を改善できることを発見した。[※31、32、33、34、35]

9

偽りの年齢固定観念

高齢者は運転が下手である。

事実：高齢ドライバーの衝突事故の絶対数は少ない。高齢者はシートベルトをし、速度制限

を守る。また、メールをしながらの運転、飲酒運転、夜の運転が少ない。[※36、37、38]

10

偽りの年齢固定観念

高齢者は性行為をしない。

事実：高齢者の多くが、身体的、精神的に満ち足りた性生活を楽しみ続けている。高齢者の72％が恋人を持ち、その多くが性的な関係を含むことが調査で明らかになっている。[※39、40]

11

偽りの年齢固定観念

高齢者には創造性がない。

事実：晩年でも創造性は続くだけでなく、増すこともある。アンリ・マティスなどの多くのアーティストが、高齢期にその革新的な作品の多くを創り出したことで高く評価されている。新規事業の立ち上げは、30歳以下よりも50歳以上の起業家が経営したほうが成功している傾向だ。高齢者はイノベーションにおけるリーダーであることが多く、その革新性を発揮しコミュニティを再生させている。[※41、42、43、44]

12

偽りの年齢固定観念

高齢者はテクノロジーに疎い。

事実：高齢者は新たなテクノロジーに順応し、学び、創り出すことができる。50歳以上の4分の3の人がSNSを日常的に使い、65歳上の67％がインターネットを使い、60〜69歳の81％がスマートフォンを使っている。[※45、46] 70代でナノテクノロジー分野を刷新したMIT（マサチューセッツ工科大学）のミルドレッド・ドレッセルハウス教授のようにテクノロジー分野をけん引している高齢者もいる。[※47]

13

偽りの年齢固定観念

高齢者が健康的な行動をしても無駄である。

事実：健康的な行動によって健康にプラスとなる効果を得ることに遅すぎることはない。例えば、禁煙した高齢者は、数か月内に肺機能に改善が示される。[※48] 同じように、肥満を克服した高齢者は、心血管系に改善がみられる。[※49]

14

偽りの年齢固定観念

高齢者はけがから回復しない。

事実：けがをした高齢者の多くが回復する。ポジティブな年齢観を持つ高齢者は完全に回復する可能性が統計的に有意に高い。[※50]

付録
3

構造的エイジズムを終わらせるために求めること

〝長寿の奇跡は、私たち一人ひとりと私たちが生きる社会に素晴らしいチャンスを与えてくれる。それにもかかわらず、今でも、その秘められた力の多くがわかっていないままである。私たちが、高齢者が晩年を有意義で生産的に生きることを阻む問題点に、適切に取り組んでいないためだ。〟

――ポール・アーヴィング、ミルケン研究所　センター・フォー・ザ・フューチャー・オブ・エイジング※1

ネガティブな年齢固定感を取り除くための最善の方法は、構造的エイジズムを終わらせることだ。

エイジズムは、社会の権力構造に深く根付いているため、社会的変化を達成するためには、2つの方向からの多面的な活動が必要である。すなわち、法律や政策などのトップダウンと、これらの変化を要求する年齢解放運動などのボトムアップという2方向からの活動である。

以下のリストに、年齢における公平性を達成するために必要なことの一部を挙げた。どの分野または、項目に、影響を与えることができるか、を考えることを勧める。

医療におけるエイジズムを終わらせる

- 心血管疾患や癌をなど、様々な疾病の治療を提供する上での年齢差別を終わらせる。149の研究の85％で、医療提供者は、若い患者と同じぐらい効果があるにもかかわらず、処置や治療から高齢患者を除外、もしくは提供することに消極的であった。※2
- よりよい健康保険制度によって、高齢者のための予防やリハビリテーションサービスへの支援を増やす。※3
- 医療提供者の、高齢患者とのコミュニケーションのとり方を改善する。これには、上から目線のことばを避けることや、重要な医療の決定に高齢者の意志を尊重しない慣習を終わらせることなどがある。現行の慣習を改善するため、老年科専門医のメアリー・ティネッティは、効果的な会話ガイドを作成した。[※4] 医療提供者が、高齢患者の治療で優先すべき事項を考慮に入れるのに役立つ。

●すべての病院に老年科緊急外来を作る。アメリカでは、小児緊急外来は病院によくあるが、老年科緊急外来がある病院はわずか2%である。これらの老年科緊急外来は、高齢者の健康の改善と、コスト削減につながっている。[※5]

●高齢者を専門としている人たちが他の医療専門職よりも給与が少ないという、医療専門職間の給与や診療報酬の格差をなくす。[※6]

●老年科が全医学部に存在するようにその数を増やす。アメリカの145の医学部のうち、老年科があるのはわずか5校である。3000人のアメリカの高齢者に対して、老年科専門医は約一人の割合になる。[※7]

●すべての医療提供者に、いつでも高齢患者のケアができるように、老年科の研修を提供する。研修には、様々な健康状態の高齢患者を含むこともある。アメリカでは、すべての医学部で、小児科の研修が必須となっているが、老年科の研修については10%以下である。[※8] 同じように、高齢者を対象として働く看護師で、正式に研修を受けているのは1%以下であり、理学療法士では2%以下である。[※9]

● 医療の専門家の研修には、反エイジズム的な内容が含まれる。例えば、高血圧や腰痛は晩年にはつきものだ、といった広く受け入れられている神話を取り除くことである。[※10]
● プライマリーケア外来を訪れた全患者に対して年齢観をスクリーニングし、ネガティブな年齢観に挑むための方法を処方する。
● 高齢患者のための標準的プロトコルを導入し、医療提供者がそのプロトコルを実行できるようにトレーニングすることで、適切なスクリーニングと、精神疾患、性感染症、高齢者の虐待の専門機関への紹介を提供する際の年齢差別をなくす。[※11]

メンタルヘルスケアにおけるエイジズムを終わらせる

● うつは、加齢の自然な過程ではないという知見や、心理療法が効くために必要な能力を高齢者は持っていることが多いという知見のように、高齢者に関する情報が正しく盛り込まれるように、精神保健における研修を改革する。
● 高齢患者を治療したセラピストが、メディケアによる支払いが実質的に市場相場よりも低い相場である慣例を終わらせる。[※12]
● メンタルヘルスの専門家たちが手引として使用している『精神力学的診断マニュアル（日本

語版なし、原題：the Psychodynamic Diagnostic Manual)』や『精神疾患の診断・統計マニュアル（原題：the Diagnostic and Statistical Manual of Mental Disorders)』に高齢者のこころの健康についての記載を追加する。

- 世代を超えた心理療法グループを作る。そうすることで、年齢が異なる人からお互いに学ぶことができる。
- 多くの国で、加齢に伴って増すメンタルヘルスに関して必要なことと、実際に提供できるケアとの隔たりを減らす。これは、治療の選択肢を増やすことによって実現できる。例えば、専門家ではない一般の高齢者がメンタルヘルスケアを行うというフレンドシップ・ベンチモデルを、現在行われている国々以外にも拡大することによって可能となる。[※13]

政治システムにおけるエイジズムを終わらせる

- 高齢者に経済的、食の安定をもたらす法を制定し、施行する。アメリカでは、高齢者の9％が貧困状態で生活している。高齢者の16％が十分な食料がなく、30万6０００人がホームレスである。[※14]
- 全政府機関にわたって、反エイジズムの政策を開始し、調整するため、国レベルで反エイジズムの権威や、反エイジズムを仲介する立場の職を設ける。

- 高齢者に好意的な政策を擁護し、彼らの利益を支持する人たちの政治的キャンペーンに関わるために、高齢者があらゆるレベルの公職に立候補することを促す。
- 公民権に関連するすべての法律に、高齢者の権利の保護を含める。アメリカ公民権法（the US Civil Rights Act）を含むそれらの法律の多くに、高齢者が含まれていない。※15
- 十分なスタッフ数、研修、給与を義務付ける法律によって、高齢者施設や療養施設の状態を改善する。
- 高齢の入居者を落ち着かせるために、高齢者施設や療養施設で不適切に薬物が使用されることを禁止する。最近の報告のいくつかによると、食品医薬品局（Food and Drug Administration）がそれらの多くの使用を認めていないにもかかわらず、アメリカの高齢施設の多くで、認知症症状を管理するために、鎮静目的の投薬が行われている。※16 そして、それが疲労、転倒、認知機能低下を引き起こしている可能性がある。
- 高齢者の虐待の予防と防止に向けた法の執行とプログラムのための資金を提供する。※17 それについて、社会疫学者のイー・シーン・チャンは、高齢者虐待の有無を左右する要因は修正できることを見出した。※18
- 投票所への交通手段を提供したり、不在者投票を容易に利用可能にしたりすることによって、すべての高齢者が投票にアクセスしやすいようにする。
●すべての国が、高齢者の人権を強化するための国連条約を批准することを要求する。アメリカをはじめとする複数の国でそれができていない。[※19]
●高齢者が、陪審員、裁判官の席を十分な割合で確保できるようにする。これらの役割に高齢者が関与しないことが、ますます大きな問題となっている。[※20]

教育におけるエイジズムを終わらせる

●歴史や社会の学習課程に、高齢者についてのポジティブな記載を入れるように、教育委員会が、小学校から第12学年までのカリキュラムの目標を制定することを提唱する。現在、年齢以外の多様性に関する目標は多くのカリキュラムに入っているが、年齢の多様性については、目的として含まれていない。
●教師が、映画、歌、イベント、本を通して、授業に高齢者のポジティブな描写を取り入れることを推奨する。例えば、教育活動家サンドラ・マクガイアによって開発された関連する児童文学リスト[※21]をみてほしい。
●発達心理学の大学や大学院の課程ではその多くが青年期までしか扱っていないが、加齢のテーマを入れるように展開する。

- 教員研修に、年齢差別のメッセージが学校でどのように伝達されるか、それに対してどのように反論することができるか、といったエイジズムへの意識を高める内容を入れる。
- 高齢者に地域から学校に来てもらい、これまで行ってきたことを話したり、指導の機会に携わったりするプログラムを支援する。後者については、コロンビア大学公衆衛生学部学部長のリンダ・フリードの『エクスペリエンス・コープ（Experience Corps）』によって始められている。[※22] すべての学校に広めるべきである。
- 生徒たちが高齢の親戚や、地域からの高齢者を祝福する『祖父母の日』を創設する。
- 子どもの頃に教育を受ける機会がなかった人のための読み書きプログラムから、受講可能大学の講座まで、幅広く高齢者に対する教育の機会を増やす。『高齢者に優しい大学構想（The Age Friendly University initiative）』[※23]は、世代間での学びを促進し、年齢包括指針をまだ採用していない世界中の98％の大学に広まる可能性がある。

職場におけるエイジズムを終わらせる

- 反年齢差別法を適切に施行することによって、高齢労働者の雇用におけるエイジズムを終わらせる。

●高齢を理由に労働者を解雇することを終わらせる。定年退職も含む。例えば、国連職員は、加齢の問題に重点的に取り組んでいる人でも、65歳で退職しなければいけない。[※24]

●加齢を、多様性・公平性・包括性（diversity, equity, and inclusion）のトレーニングプログラムと方針に組み込む。これによって、現在、労働者の60％で報告されている年齢差別に対する意識を高め、高齢労働者についての神話を一掃し、高齢労働者の貢献に注目することが可能と思われる。77か国の被雇用者の調査では、多様性・公平性・包括性（diversity, equity, and inclusion）指針に、年齢が含まれているのは、わずか8％である。[※25]

●職を離れるか退職した高齢の労働者が、エイジズムの経験を、雇用者から罰せられる恐れなく、一般の人と共有できるような内部告発制度を作る。

●可能な時に世代間ワークチームを実践する。これらのチームは、年齢固定観念を打破し、生産性を向上させることがわかりつつある。[※26]

●企業がどれほど加齢に対してポジティブかを評価するシステムと、最も高齢者に優しい企業を認証する賞を設立する。

アンチエイジングと広告業界におけるエイジズムを終わらせる

- 企業が広告で表しているネガティブな年齢固定観念を監視する。個人が年齢差別的な広告の例を投稿する、オンライン・クリアリングハウスを使う手段がある。
- アンチエイジング業界によって作られた多くの広告などの高齢者に屈辱的な広告を出している企業について、その侮辱的なメッセージを終了することに同意するまでボイコットする仕組みをつくる。
- 広告の中で、高齢者の包括性と多様性についての表現を増やし、活力を反映する役割を与えて彼らを表現する。高齢者についてのネガティブで固定観念的な表現に異議を唱えるため、イギリスの『センター・フォー・エイジング・ベター（the Centre for Ageing Better）』は、初めての、無料で利用できる高齢者のポジティブでリアルな画像のオンラインライブラリーを立ち上げた。[※27]
- 広告代理店のクリエイティブ・ディレクターのポジションを高齢者に与える。消費者の多くが50歳以上であるにもかかわらず、広告代理店の被雇用者の平均年齢は38歳である。[※28]
- 高齢者に力を与える広告に対する賞を創設する。

大衆文化におけるエイジズムを終わらせる

- 映画における〝多様性〟の意味を、高齢の俳優、脚本家、監督を採用することにまで拡大する。アカデミー賞を贈呈する映画芸術科学アカデミー（Academy of Motion Picture Arts and Sciences）は、新たにした多様性と包括性のルールにおいて高齢者を除外している。[※29]
- 映画やテレビで蔓延しているエイジズムを監視し、公表する。高齢の登場人物をみな同じように描くことや、年齢差別的なことばと行動の両方が含まれる。[※30] 製作者や視聴者に、エイジズムを容認できないということを知らせる。
- ハリウッド、および、より広く文化人で、エイジズムに対して声高に反対するセレブを募り、支援する。エイミー・シューマー、マドンナ、ロバート・デ・ニーロのような多くのセレブがすでに声を上げている。[※31] もっと多くの声が必要である。
- 地方イベントで高齢者を祝う国民の休日を創設する。日本には、高齢者に関する国民の休日があり、モデルとすることができる。
- 現在の年齢差別的な内容のビデオゲームをボイコットする数十億人のゲーマーを組織する。[※32] 加齢をポジティブに描くゲームを製作するビデオゲーム産業を奨励する。

- 加齢にポジティブな誕生日カードの製作と販売を活発化させる。これらは、至るところに存在する老いを中傷するものに取って代わるだろう。加齢についてのこれらの商業的な表示に挑戦する地方の芸術家や活動家の取り組みが、コロラド州とイギリスで始まっている。[※33]
- 『50オーバー50』キャンペーンを創設する。これは、様々な業界によって公表される、その分野のリーダーを認定する『30アンダー30』の年齢基準リストをモデルに作ることも可能だろう。

メディアにおけるエイジズムを終わらせる

- 高齢者を住宅情報や求人情報から締め出すようなデジタルの年齢差別を禁止するように政府に働きかける。現システムのもとで、ソーシャルメディア企業は、自己管理にゆだねられているとされるが、うまくいっているとはいえない。[※34]
- ソーシャルメディア企業が、エイジズムが拡散されることを禁じるように要求する。フェイスブック社のコミュニティ規定は、他の集団に向けたヘイトスピーチ同様に[※35]、エイジズムを禁止するべきである。X社（旧ツイッター社）は、エイジズムを禁止するコミュニティ規定を強化するべきである。[※36] 依然として強化されていないと考える根拠は、ハッシュタグ『ベビーブーマー・老害除去剤（＃ブーマー・リムーバー、＃BoomerRemover）』のツイートの15%が、高齢世代の死を望む等のあからさまな誹謗中傷的発言の特徴を持つことを明らかにしたX社を分析した研究に基づく。[※37]

●高齢者に力を与えるような新たなストーリーを書くことと、構造的エイジズムの報道の重要性を、ジャーナリスト養成校が強調することを奨励する。[※38]そのためのモデルとして、コロンビア大学ジャーナリズム大学院（Columbia School of Journalism）と、コロンビア大学公衆衛生学部（Columbia U. Mailman School of Public Health）のロバート・N・バトラー・コロンビア・エイジング・センター（The Robert N. Butler Columbia Aging Center）によって運営されている『エイジ・ブーム・アカデミー（Age Boom Academy）』が役に立つ。

●ベビーブーマー世代の高齢化を表現するために使う〝シルバー・ツナミ（silver tsunami）〟ということばのようなニュース記事の中の年齢差別的なことばや考えをその代わりとして、〝シルバー・リザーバー（silver reservoir）〟のようなことばに置き換える。高齢世代は〝みなを一掃する恐れがある迫り来る危険ではなく、私たちの社会における永続する潜在的な資源〟となりうるという考えを反映している。[※39]

●テレビ、ラジオ、新聞で、高齢の視聴者や読者の興味に向けた放送時間や記事のスペースの確保を各メディアに依頼する。ニューヨーク・タイムズ紙の記者であるポーラ・スパンのコラム〝新しい高齢者（The New Old Age）〟はこのモデルと言える。

- 極めて優れたアンチエイジズムやプロエイジングの報道に対するジャーナリズム賞を創設する。

空間に存在するエイジズムを終わらせる

- 高齢者は、明らかに若い人よりも家でインターネットを利用できない傾向があるため、それによって生じる年齢に基づく情報格差を取り除く。インターネットを利用できないことは、現在、65歳以上のアメリカ人の42％に影響を与えており、低所得、女性、一人暮らし、移民、障がい者、少数民族集団に属する高齢者に特に深刻である。[※40] オンラインにつながることで、医療、仕事の機会、地域への参加を促すことができるため、政府は、高齢者全員が適切な技術的サポートを受けることができ、利用可能な接続を得られるようにすることが必要不可欠である。
- 高齢者の住居を隔離したり、分離したりする土地区画規制や地域計画を終わらせる。
- 都会と田舎の両方において、どの年代の人も使えてアクセス可能な十分な公共交通機関が政府によって提供されるように要求して高齢者の社会的孤立を減らす。[※41] 連邦政府の補助金で建てられた集合住宅に、少なくとも総人口に占める彼らの割合と同じ割合の数の高齢者を入居させることを要求する。

- 図書館、美術館、多目的広場など、年齢包括的な公共および民間のスペースをデザインするような手段を通じて、直接会う形での世代間交流を促す。
- 自然災害時の緊急救護計画の中に、公平に高齢者を入れることによって、危険な場所に彼らを置き去りにする可能性がある自然災害の間、高齢者をなおざりにすることを終わらせる。[※42]

科学におけるエイジズムを終わらせる

- パーキンソン病のような、高齢者が特にかかりやすい対象疾患である場合でさえ、高齢者を臨床試験から除外する慣習を終わらせる。[※43] 投薬や治療が安全で、高齢者に有効であることを確認するため、少なくとも総人口に占める彼らの割合と同じ割合で参加させることを要求すべきである。
- 高齢参加者を含む調査を作成し、調査に高齢者が含まれているかどうか、もし含まれているのであれば、高齢者がどのように回復し、他の年齢集団と比べて、どのように病気、治療を経験し、どのように回復が異なるかを報告する。調査の多くは、65歳以上の人のデータを集めていない。例外は、健康と退職に関する研究（The Health and Retirement Study）とその姉妹研究、ボルチモア加齢縦断研究（Baltimore Longitudinal Study of Aging）とUKバイオバンク（UK Biobank）である。[※44]

- 科学や政治における報告で頻繁に使われている〝従属人口指数（dependency ratio）〟ということばを使うのをやめる。そのことばは、65歳以上のすべての人を、若い人に依存し、社会の非生産的な成員とみなすものである。
- 高齢者の健康の生物学的、心理学的、社会学的決定因子および延長した寿命を活用する最善の政策やプログラムの研究などの加齢研究に対する財政的支援を増やす。加齢研究に充てられているのは連邦予算の0・01％以下であり、アメリカ財団資金の1％以下である。[※45]
- 加齢の一般的な定義を、〝老化（senescence）〟、つまり、進行性の衰退の過程から、数十年におよぶ蓄積された経験をベースとして心理的、生物的、社会的に成長することができる晩年の発達段階というような、より学際的でポジティブな定義に変える。

NOTES　注

『Breaking the Age Code』の注は下記をご覧ください。

スマートフォンをお持ちの方は、上の QR コードからご覧ください。

電子版の方は、下記URLからご覧ください。

パソコンをご利用の方は、こちらのサイトからご覧ください。

https:// k-editorial.jp/dl/note_s.pdf

サイトに接続されます。

なお、予告なく変更・終了になる場合がございますので、予めご了承願います。

監修者あとがき

日本だけでなく、世界的に超高齢化社会を迎えようとしています。高齢期をどのように生きるかは、誰にとっても関心の高い課題であります。

人は自分の意志で生まれてきたわけではないのに、なぜ昔から生老病死と言われ、避けられない運命を辿り、せまりくる死を意識して生きなければならないかと悲観的に考えてしまうことがあります。しかし、一方では、高齢になることによって高まる機能や感覚があるのではないか、高齢にならなければ感じられない満足感、幸福感があるのではないかと考えます。

この本は老化や高齢期についてポジティブに考えて生きることによって、実際に健康な老後を生き、寿命がネガティブに考えて生きる人に較べて長かったという疫学的結果で証明したイエール大学のベッカ・レヴィ教授の著作「年齢の固定観念を打ち破る：いかに長く健康で生きられるかはあなたの信念がきめる」(Breaking the Age Code: How Your Beliefs About Aging determine how long & well you live)」を翻訳したものです。この本は現在10カ国語で翻訳されています。

著者レヴィはハーバード大学心理学の大学院生のとき日本を1学期間研究のために訪れました。当時、日本が世界一の長寿国であったためその理由を知ろうと調べました。その結果、日本人が「敬老の日」などを設けて老人を敬う文化があることに注目しました。個人の考えや行動、健康が、社会や所属し交流するグループによってどのように影響されるのかが課題でした。帰国して、高齢者をポジティブにみる考え方の人が、ネガティブにみる考えの人より高齢期に精神的にも身体的にもよい結果を示すだろうと考えて研究を始めました。年齢観はそれぞれの人の考え方の中に無意識にしみ込んでいて、信念あるいはマインドセットになっています。楽観的とか悲観的といった一時的な感情的なものではないと著者は考えています。

著者はイェール大学心理学教授と公衆衛生の疫学部の教授を併任しており、疫学的なデータとしては統計学的に客観的に発表されていることが特徴です。オハイオ州オックスフォードで30年以上続けられたプロジェクト「加齢とリタイアに関するオハイオ縦断研究」が行われましたが、この研究成果は20世紀後半のアメリカにおける、加齢についての最も豊富で詳細な成果であると見なされています。著者はこの調査項目の中に「『年をとるにつれて役に立たなくなる』という考えに、賛成か、反対か?」という質問があることを見つけ、これを根拠にポジティブ年齢観とネガティブ年齢観の人を分けました。一方、これとは別に国民死亡指標（NDI）があることを知り、2つのデータを重ね合わせて、ポジティブな年齢観の人はネガティブな年齢観の人より7・5歳長く生きることを30年以上にわたる情報から明らかにしました。この結果が発表されると、全米あるいは外国の新聞、テレビ、ラジオなどの記者に追いかけ回され、さらに米国上院のエイジズムに関する公聴会に招聘されるほど注目された様子が感動的に報道されました。

これとは別に、1958年に創立した国立老化研究所が「ボルチモア加齢縦断研究」と称して老化に関する調査を現在も続けていますが、著者らはその項目の中に、高齢者に対する態度に関する設問があることを見つけました。それに基づいてポジティブとネガティブな年齢観に分けると、30年以上の経過からポジティブな年齢観の人は30％記憶得点がよいという結果を得ました。

さらに著者らは独自に50歳以上の人に運動機能に関して「年をとると役に立たなくなる」といった意見に賛成かどうか、尋ねるアンケートで年齢観を分けて運動期機能を20年以上にわたって調べたところ、ポジティブな年齢観の人はネガティブ年齢観の人より18年以上もよい健康であることを明らかにしました。これらの結果はポジティブな年齢観で生きることは、高齢期を良好な健康状態で過ごし、寿命も伸びることを客観的に疫学的に示しました。ポジティブやネガティブの年齢観は信念やマインドセットとも言われ、精神や身体のコントロールのより上位にあると考えられ、現代生物学では説明困難ですが、客観的事実であり今後の課題であります。

著者の祖父はアルツハイマー病に罹患して亡くなりました。アルツハイマー病の関連遺伝子として4つのAPOE遺伝子があります。著者らは年齢観と遺伝子の関係を全国規模で調べました。APOE遺伝子のうちアルツハイマー病の危険因子であるAPOEε4遺伝子をもつグループについて、ポジティブな年齢観の人はネガティブな年齢観と比較してアルツハイマー病の発症率が約半分であることを明らかにしました。ポジティブな年齢であることがなぜアルツハイマー病の発症を遅らすのか現在の遺伝子発現や生物学では説明ができません。しかし、客観的な事実からその理由を明らかにしていく新たな領域であると考えます。

高齢化することによって高まる脳の機能は興味ある課題です。ヒトの脳の神経細胞は幼少期から青年期までゆっくりと成熟し、青年期にピークを迎え、その後は衰退していくと考えられていました。近年の研究から神経細胞は生涯にわたって新生し続け、高齢期になっても新たな結合を形成することが分かってきました。高齢者の脳は特化したネットワークになり、多くの領域を使用しなくてもよいと考えられます。

著者は多くの場合、ある領域に卓越した高齢者に直接会ってその印象を含めて興味深く書いています。例えばジョン・ミルトンの『失楽園』をすべて暗誦した高齢者、北カリフォルニアの膨大なキノコに関する記憶をもっている高齢者などに直接会って話を聞き、彼らがポジティブ年齢観に基づいていることを確かめています。

著者が尊敬する精神科医によれば、高齢者は頑固になるという見方は間違っており、晩年に私たちは感情的知性が高まり、直感的な感性をより重んじるようになると話されました。また著者と親しい著名な心理学者は、年をとらなければ分からない新たな智恵、ユーモアの獲得、人生の葛藤を克服する優しさの価値を知るようになり、晩年も精神は発達し続けることが明らかになってきていると述べています。

ネガティブな固定観念は年齢差別につながり、1969年ロバート・バトラーがこの状態を〝エイジズム〟と名付けました。年齢差別が社会的なレベルでタコの触手のように絡み合い、しばしば高齢者に深刻な影響を与えています。この問題は人種差別、性差別の後に、特にアメリカでは重大な問題として社会運動になっています。エイジズムは幼少期から受ける教育とメディアなどからの影響によって強められていきます。一方、高齢者を〝老いぼれ〟とみなして区別し、そうならないようにとメディアで宣伝し、しわ予防薬などを売ることによってアンチエイジズム企業は莫大な利益を上げています。この本で著者は、ネガティブな年齢観に基づくエイジズムの発生を分かりやすく体系的に示し、それに反対する運動に自ら参加し、エイジズムといかに闘うかを示しています。

以上、この本の特徴について一部の印象に残ったことを記しましたが、著者ベッカ・レヴィは高齢期に対する考えがポジティブであるかネガティブであるかという年齢観が高齢期の健康と寿命に影響を与えるという自らが示した結果によって、老化に関する根拠に基づいた新しい考え方を示し、ポジティブな年齢観で生きることの重要さを一貫して強調しています。そして個人の年齢観が文化的要因や社会的要因からいかに影響を受けるか広い視野で示しています。

高齢になることは衰えていくことではなく、高齢になることによって高まっていく側面を記憶、精神機能、芸術などの分野で示し、それぞれの分野の卓越している高齢者に直接会って、興味ぶかい物語として述べています。著者は「ポジティブな年齢観によって長寿になる可能性を示し、長くなった人生がより充実した創造的のものになる」という二重の効果があると結論づけています。カリフォルニア大学サンフランシスコ校エリッサ・エペル教授は、「ベッカ・

レヴィは高齢化に対する私たちの態度（信念）が高齢期の健康と困難に立ち向かう反発力、そして生き残る力を示すという新しい学問分野を開いたパイオニアである」と称賛しています。著者はネガティブな年齢観に基づくエイジズムと一貫して闘う強い正義感とヒューマニズムを示しています。

この本は新たな高齢化の展望を示し、高齢期を生きることへの勇気と希望を与えてくれています。

本書の翻訳はすべて大星有美が行い、筒井は訳出に伴って生じた問題点を共に検討しました。本書は2022年5月の英字新聞の書評をみて共感し、イェール大学のベッカ・レヴィ教授に日本語翻訳の同意を得ました。翻訳にあたり名古屋大学名誉教授で現在名鉄病院 病院長の葛谷雅文先生に相談し、講談社の編集部を紹介していただきました。葛谷先生にこころからお礼申し上げます。

2023年
筒井 祥博

監修者

筒井祥博（つつい・よしひろ）

長野県出身。名古屋大学医学部卒、大学院医学研究科修了、医学博士。愛知県心身障害者コロニー（現在愛知県医療療育センターと改称）発達障害研究所形態学部長、浜松医科大学病理学第二講座（現在再生感染病理学講座）教授として人体病理学およびウイルスによる発育期脳障害の研究に従事。その後、常葉大学保健医療学部長として脳の老化に関する教育・研究に従事。現在浜松医科大学名誉教授、常葉大学名誉教授。

訳者

大星有美（おおぼし・ゆみ）

静岡県浜松市出身。岐阜保健大学リハビリテーション学部講師・博士（医学）・作業療法士。東京外国語大学外国語学部スペイン語学科卒。外務省日墨交流計画により 1 年間メキシコ・グアダラハラ大学に留学。2015年、浜松医科大学大学院医学系研究科博士課程修了後、同大学光尖端医学教育研究センター特任助教として脳機能イメージングを用いた高次脳機能研究、加齢に伴う認知機能変化の研究に従事。2021年より現職。

Becca Levy

疫学者、イェール大学公衆衛生、社会および行動科学部門の学部長。イェール大学心理学部の心理学教授でもある。ハーバード大学で心理学の博士号を取得し、ハーバード大学医学部の老化部門および社会医学部門で国立老化研究所の研究員を務めた。肯定的および否定的な年齢固定観念が高齢者の健康にどのように影響するかに焦点を当てた研究分野のリーダーでありパイオニアであり、高齢者の健康に対する年齢差別の影響を調査する WHO の取り組みを主導している。

老化《ろうか》のプログラムを書《か》き換《か》える！
Breaking《ブレイキング》 the《ザ》 Age《エイジ》 Code《コード》
年齢《ねんれい》の固定観念《こていかんねん》を打《う》ち破《やぶ》り、より長《なが》く健康《けんこう》で生《い》きる

2024 年 1 月 23 日　第一刷発行

著　者　Becca《ベッカ》 Levy《レヴィ》
監修者　筒《つつ》井《い》祥博《よしひろ》
翻訳者　大星《おおぼし》有《ゆ》美《み》

発行者　清田則子
発行所　株式会社 講談社
〒112-8001　東京都文京区音羽 2 丁目 12-21
（販売）03-5395-3606（業務）03-5395-3615

編　集　株式会社講談社エディトリアル
代　表　堺 公江
〒112-0013　東京都文京区音羽 1 丁目 17-18
護国寺SIAビル
（編集部）03-5319-2171

装丁・本文デザイン　スタジオギブ
印　　　刷　株式会社 KPSプロダクツ
製　　　本　株式会社国宝社

NDC593 384p 19cm Printed in Japan
ISBN978-4-06-534322-7